传世名方
——医治内分泌与代谢病的大医之法

主　编	魏睦新　吴燕敏　杨　慧
副主编	许慧莉　谢立群　杨　宁
	魏　飞
编　委	王　霞　包　林　庄天衢
	刘佳荏　吕　涛　陆培华
	陈　骏　范尧夫　魏　扬

科学技术文献出版社
SCIENTIFIC AND TECHNICAL DOCUMENTATION PRESS

·北京·

图书在版编目（CIP）数据

医治内分泌与代谢病的大医之法/魏睦新，吴燕敏，杨慧主编.—北京：科学技术文献出版社，2015.6（2025.5重印）

（传世名方）

ISBN 978-7-5023-8729-7

Ⅰ.①医… Ⅱ.①魏… ②吴… ③杨… Ⅲ.①内分泌病—验方—汇编 ②代谢病—验方—汇编 Ⅳ.①R289.5

中国版本图书馆CIP数据核字（2014）第047118号

传世名方——医治内分泌与代谢病的大医之法

策划编辑：薛士滨　　责任编辑：薛士滨　　责任校对：赵文珍　　责任出版：张志平

出 版 者	科学技术文献出版社
地　　址	北京市复兴路15号　邮编　100038
编 务 部	（010）58882938，58882087（传真）
发 行 部	（010）58882868，58882874（传真）
邮 购 部	（010）58882873
官方网址	www.stdp.com.cn
发 行 者	科学技术文献出版社发行　全国各地新华书店经销
印 刷 者	北京虎彩文化传播有限公司
版　　次	2015年6月第1版　2025年5月第4次印刷
开　　本	710×1000　1/16
字　　数	235千
印　　张	15.75
书　　号	ISBN 978-7-5023-8729-7
定　　价	36.00元

版权所有　违法必究

购买本社图书，凡字迹不清、缺页、倒页、脱页者，本社发行部负责调换

丛书编委会

主　编　魏睦新

副主编
丁　炜　丁　波　孔岩君　王　平　王宏志
王敏华　王　霞　井昶雯　冯小可　冯志刚
包　林　庄天衢　衣兰娟　刘　军　刘佳莅
刘晓铭　刘　皓　华丽娟　许丽清　许慧莉
余中方　冷秀梅　张艳娟　张　毅　陆培华
李　倩　李　晨　杨　宁　杨光照　杨能华
杨　慧　谷远洋　苏维维　陈奇琦　吴燕敏
周正球　周定华　范尧夫　胡　平　郝传铮
高忠恩　殷鸿波　黄秋红　曹建梅　谢立群
韩桂珍　薛静波　魏　飞

编　委
王　岚　王建美　王　亮　王晓东　王　琦
王　瑶　邓冬峰　令狐庆　包佳翔　朱　玲
吕　涛　吕雪峰　刘　文　刘　坤　刘振清
刘超英　许慧莉　陈为想　陈　骏　陈健安
陈雯琳　陈燕萍　张　帆　李向辉　李苏影
李　羚　李　霞　吴　炅　吴佳钰　杨建东
把　琪　金　艳　范建伟　范鋆媛　胡　兵
姚　佳　赵敏敏　赵燕华　俞　婕　姜黎雷寅
顾　艳　徐　艳　徐康　黄溪平　陶靖亮
袁增辉　黄正泉　黄佳珉　郭黄蔡　喻靖亮
鲁雅娟　曾志扬　靳会卿　　　　　薛星新
魏　刚　魏　扬

前言

进入21世纪,现代科学的发展日新月异。与此形成鲜明对照的是有2000多年悠久历史的传统中医学,不仅没有被遗忘,反而越来越引起人们关注。不仅国内,美国等发达国家都相继承认了传统医学的合法地位,美其名曰"补充和替代医学"。根本原因在于其临床的有效性。尤其是慢性病的调理,疾病的康复保健方面,中医中药有不可替代的地位。名老中医是中医学特有的智力资源,其在长期的临床实践中提出的学术观点、创建的辨证方法、凝练的高效新方剂和传承的家传绝技更是医学宝库中的璀璨明珠。当代名医名方,作为这种经验传承的载体,为我们继承中医、弘扬中医提供了宝贵的财富。更为中医爱好者和患者朋友研习中医提供了丰富的内容。

作为名医名方整理,目前市场上已经有许多版本问世,有的以医家为纲,汇总单科疾病各家经验;有的以病名为纲,记载各家对某病的论述。毫无疑问,这些对于读者都很有帮助。但是我们觉得:中医的精华在辨证论治,而理、法、方、药是中医的完整体系。法从证出,方从法立,以法统方。在浩如烟海的名医案例面前,如果能够经过作者的努力,以方为纲,把相同相近类方的名家验案汇集在一起,肯定会对读者的临证研习有更大的裨益。在这种思想指导下,本书的名医名方,不拘于一家,博取众家之长,广撷著名医家治疗疾病的绝技妙方,以临床各科疾病西医病名为纲,详细介绍名医诊治经验,名医效验方。编写次序,先述其常,与读者共同温习;再论其变,以方剂为纲,汇集各家经验,并加按语评述,力图揭示其中医治法理论的科学内涵,方剂配伍的客观规律,处方用药的独到精妙,与读者共同赏析名家思想,有助于读者启迪思路、触类旁通,丰富辨证思路,提高临床疗效。本书以浅显易懂的科普式编排,更方便非专业读者的学习、阅读和获取知识信息。

将名老中医的学术经验和传世名方挖掘整理、升华提高,其意义重大,刻不容缓。对于中医药工作者来说,振兴中医中药事业,造福全人类,更是一项义不容辞的历史使命。对于热爱中医学的读者来说,本系列丛书从西医学浅显易懂的疾病名入手,具体地分析每个疾病的概要、病因病机、名验方进行叙述。名验方均包含多位名医的验方,使读者阅此一本书,即览众家之长。

对于博大精深的中医文化,变化无穷的传世名方,编著者的理解可能还很肤浅。如果本书对于中医爱好者和患者朋友的疾病康复养生保健能有一点帮助,将是我们最大的荣幸。也恳切地希望读者朋友能给我们提出宝贵意见,以便有机会再版时加以完善。(电子邮箱 weimuxin@njmu.edu.cn)

魏睦新

于石城南京

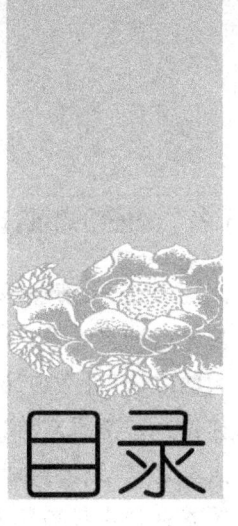

目录

🍃 **第1章 莫让糖尿病"恋上"自己** ················ 1

大医之法一：补肾健脾活血方 ················ 6
搜索：(1)丁建国验方(2)张赛验方

大医之法二：燥湿化痰方 ················ 7
搜索：(1)冯建华验方(2)姚丽群验方

大医之法三：滋阴泄热方 ················ 9
搜索：(1)石焕玉验方(2)曲宝全验方

大医之法四：祛风通经方 ················ 10
搜索：(1)贾素庆验方(2)季强验方

🍃 **第2章 赶走高脂血症，名中医有妙招** ················ 13

大医之法一：化痰祛瘀活血方 ················ 18
搜索：(1)杨牧祥验方(2)符为民验方

大医之法二：疏肝健脾化痰方 ················ 20
搜索：(1)杨少山验方(2)聂惠民验方

大医之法三：补肾降脂方 ················ 21
搜索：(1)郑绍周验方(2)李恩庆验方(3)张继东验方
(4)刘茂甫验方

大医之法四：清热化痰方 ················ 23
搜索：(1)颜德馨验方(2)连秀娜验方

1

第3章 辨证治痛风,让你找回无痛生活 ·········· 25

大医之法一:清热解毒燥湿方 ·········· 29
搜索:(1)罗铨验方(2)孙东云验方(3)曾伟刚验方

大医之法二:活血通络燥湿方 ·········· 31
搜索:(1)郑平东验方(2)郑国伟验方(3)赵美云验方

大医之法三:健脾泄浊化瘀方 ·········· 33
搜索:(1)李悦珣验方(2)邓伟验方

大医之法四:益肾利水化瘀方 ·········· 34
搜索:(1)李金祥验方(2)伍新林验方

第4章 甩掉肥胖,名医帮你 ·········· 37

大医之法一:健脾化痰方 ·········· 42
搜索:(1)党之俊验方(2)沈小芬验方(3)赵莉娟验方

大医之法二:化痰活瘀方 ·········· 44
搜索:(1)朱沈验方(2)杨汝杰验方

大医之法三:清胃热利水湿方 ·········· 45
搜索:(1)郭锋斌验方(2)俞娜珍验方

大医之法四:疏肝健脾方 ·········· 46
搜索:(1)沈小芬验方(2)张宽智验方

大医之法五:滋补肝肾方 ·········· 47
搜索:陈一江验方

第5章 骨质疏松症,无声杀手 ·········· 49

大医之法一:补肾活血方 ·········· 54
搜索:(1)王文革验方(2)王章验方(3)邹小娟验方(4)庄洪验方

大医之法二:健脾补肾方 ·········· 56
搜索:(1)孙文山验方(2)张贵有验方(3)张红验方

大医之法三:补肾壮骨方 ·········· 58
搜索:(1)叶安娜验方(2)齐振熙验方(3)舒俊验方

大医之法四：补益肝肾方 ·· 59
搜索：(1)石印玉验方(2)张琨验方

第6章 得了甲亢,应该怎么办 ·· 61

大医之法一：益气养阴方 ·· 65
搜索：(1)夏少农验方(2)方邦江验方(3)高允珊验方
　　　(4)卢祖礼验方

大医之法二：活血化瘀方 ·· 67
搜索：(1)张鑫验方(2)王学文验方

大医之法三：养阴清热方 ·· 68
搜索：(1)许芝银验方(2)邵荣世验方

大医之法四：疏肝健脾方 ·· 70
搜索：(1)吴正平验方(2)陈荣验方(3)许维丹验方

第7章 甲减作怪,名医帮你收了它 ·· 73

大医之法一：温肾助阳健脾益气方 ·· 77
搜索：(1)田涛验方(2)欧阳雪琴验方(3)封赛红验方

大医之法二：温补脾肾化气行水方 ·· 79
搜索：(1)唐汉钧验方(2)孟昱验方

大医之法三：益气温阳活血方 ·· 80
搜索：(1)徐小萍验方(2)李莉验方

大医之法四：补肾填精方 ·· 81
搜索：(1)梁军验方(2)梁苹茂验方

大医之法五：疏肝健脾方 ·· 82
搜索：(1)贾春容验方(2)方立曙验方

第8章 莫担心,甲状腺结节没那么可怕 ·· 85

大医之法一：理气活血方 ·· 88
搜索：(1)姜兆俊验方(2)程益春验方

大医之法二:健脾化痰方 ·········· 90
搜索:(1)唐汉钧验方(2)陈如泉验方

大医之法三:疏肝理气,活血化痰方 ·········· 91
搜索:(1)吕绍光验方(2)莫小勤验方

大医之法四:养阴散结方 ·········· 92
搜索:(1)简小兵验方(2)程益春验方

第9章 巧用名方,轻松拿下亚急性甲状腺炎 ·········· 95

大医之法一:清热解毒散结方 ·········· 98
搜索:(1)方邦江验方(2)李建华验方(3)魏子孝验方(4)王文验方

大医之法二:疏肝清热方 ·········· 100
搜索:(1)孟昱验方(2)辛红卫验方(3)许芝银验方

大医之法三:温阳散结方 ·········· 102
搜索:(1)许芝银验方(2)刘祥秀验方

大医之法四:滋阴清热方 ·········· 103
搜索:(1)冯志海验方(2)刘祥秀验方

大医之法五:疏肝安神方 ·········· 104
搜索:王镁验方

第10章 看中医怎么治疗慢性淋巴细胞性甲状腺炎 ·········· 107

大医之法一:健脾益气化痰方 ·········· 110
搜索:(1)张敏验方(2)周桂荣验方

大医之法二:疏肝健脾化痰方 ·········· 112
搜索:(1)唐汉钧验方(2)陈晓雯验方(3)王荣初验方

大医之法三:温补脾肾方 ·········· 113
搜索:(1)高卫卫验方(2)吴峰验方(3)孙振武验方(4)刘进验方

大医之法四:养阴清热方 ·········· 115
搜索:(1)刘进验方(2)孙振武验方

第11章　中医带你认识认识慢性肾上腺皮质功能减退症 ……… 117

大医之法一：温阳益肾方 …………………………………… 122
搜索：(1)张瑞亭验方(2)王谓川验方(3)张会川验方

大医之法二：益气补血方 …………………………………… 124
搜索：(1)庄奕周验方(2)王保民验方

第12章　患了皮质醇增多症怎么办,名医有办法 ……………… 127

大医之法一：补肾健脾方 …………………………………… 131
搜索：(1)王渭川验方(2)吴丕中验方

大医之法二：滋阴清热方 …………………………………… 132
搜索：(1)王渭川验方(2)孟实庆验方(3)刘皎验方(4)薛芳验方

大医之法三：理气补气方 …………………………………… 134
搜索：(1)王明如验方(2)丁济南验方

第13章　遇上产后垂体前叶功能减退症,选择名方很靠谱 …… 137

大医之法一：益气养血方 …………………………………… 141
搜索：(1)陈建宗验方(2)贺永清验方

大医之法二：滋补肝肾方 …………………………………… 143
搜索：(1)李春富验方(2)王蒿志验方

第14章　跟名中医学尿崩症的治法 …………………………… 145

大医之法一：养阴滋补方 …………………………………… 149
搜索：(1)杨少山验方(2)闫昭君验方(3)范仁忠验方(4)李春验方

大医之法二：行气化湿方 …………………………………… 152
搜索：(1)梁苹茂验方(2)黄志贤验方

大医之法三：益气固涩方 …………………………………… 153
搜索：(1)谭宏深验方(2)叶枫验方(3)孙谊验方(4)陈广迪验方

大医之法四:补肾健脾方 155
搜索:樊蓥验方

第15章　名方护体,轻松度过更年期 157

大医之法一:滋养肾阴方 162
搜索:(1)张华验方(2)祁秀兰验方(3)邓颖验方

大医之法二:调和肝脾方 164
搜索:(1)赵建明验方(2)曹永革验方

大医之法三:理气养血方 166
搜索:(1)韩凤云验方(2)吴心芳验方

大医之法四:滋水清肝方 167
搜索:(1)杨宪煌验方(2)王玉霞验方

第16章　名方在手,帮你扫除多囊卵巢综合征 171

大医之法一:温肾化痰方 177
搜索:(1)马红霞验方(2)徐涛验方

大医之法二:活血化瘀方 179
搜索:(1)王玉霞验方(2)张昱验方

大医之法三:疏肝理气泻火方 181
搜索:(1)禹安琪验方(2)胡小荣验方

第17章　解决男性乳房发育症,中医有高招 183

大医之法一:温肾化痰方 187
搜索:(1)张锐验方(2)许志萍验方

大医之法二:理气化痰方 189
搜索:(1)周欣甫验方(2)方少琼验方(3)邹定华验方
　　　(4)王袭祚验方

大医之法三:温阳补肾方 191
搜索:(1)何凤贤验方(2)石妙莉验方(3)朱宝贵验方

第18章 性早熟,莫让花儿绽放的太早 ······ 195

大医之法一:疏肝理气方 ······ 200
搜索:(1)毛玉香验方(2)项秀荷验方

大医之法二:滋阴泻火方 ······ 201
搜索:(1)王碧霞验方(2)刘云鹏验方

第19章 性功能亢进症,hold不住的性欲 ······ 205

大医之法一:清肝泻火方 ······ 210
搜索:(1)胡丰平验方(2)张济验方(3)来叶根验方(4)陈适忠验方

大医之法二:活血化瘀方 ······ 212
搜索:(1)来叶根验方(2)梁显标验方

大医之法三:清热化痰方 ······ 213
搜索:房颖验方

第20章 对抗性功能减退症,中医名方有一手儿 ······ 215

大医之法一:疏肝解郁方 ······ 221
搜索:(1)刘永年验方(2)王勇验方

大医之法二:补肾填精方 ······ 223
搜索:(1)段雪光验方(2)杨宝贵验方

大医之法三:活血化瘀方 ······ 225
搜索:(1)王新明验方(2)梁开发验方

第21章 名医一出招,黄褐斑就变淡了 ······ 227

大医之法一:疏肝解郁方 ······ 232
搜索:(1)李彦恒验方(2)蓝胡慧验方

大医之法二:活血化瘀方 ······ 234
搜索:(1)王秀荣验方(2)武子华验方(3)张伟验方

大医之法三:补肾滋阴方 ······ 236
搜索:(1)侯武堂验方(2)唐冬菊验方

第1章 莫让糖尿病『恋上』自己

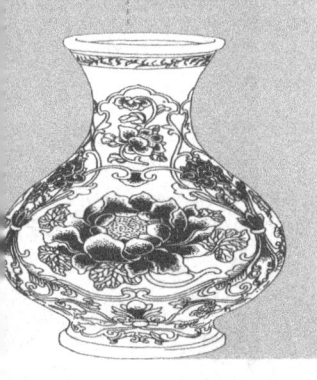

糖尿病是一种由于胰岛素绝对或相对不足而引起的全身慢性代谢性内分泌疾病。其特征为高血糖、葡萄糖耐量减低及胰岛素释放试验异常。临床早期无症状，发展到症状期，临床上可出现多尿，多饮，多食，疲乏，消瘦，或者尿有甜味等症。有的患者因夜尿增多而发现本病，与多尿同时出现的是多饮，喝水量及次数明显增多。多食易饥，食量超出常人，但患者常感疲乏无力，日久则形体消瘦。常见的并发症及伴随症有急性感染、肺结核、动脉粥样硬化、肾和视网膜等微血管病变以及神经病变。严重病例或应激时可发生酮症酸中毒，高渗昏迷，乳酸性酸中毒而危及生命。本病分原发性及继发性两类。前者占绝大多数，有遗传倾向。

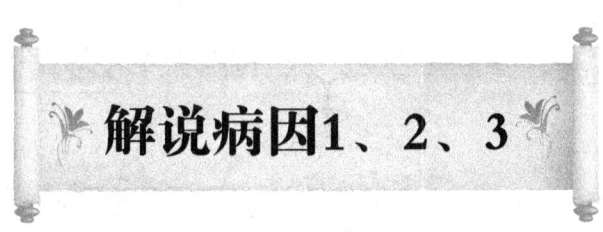

解说病因1、2、3

1. 饮食不节,积热伤津

过食肥甘、醇酒厚味,内热消谷耗津,脏腑经络皆失濡养发为本病;损伤脾胃,运化失司,积于胃中酿成本病。

2. 情志失调,郁火伤阴

过度郁怒伤肝,肝气郁结,郁久化火,上灼胃津,下耗肾液;而且肝之疏泄太过,肾闭藏失司,则火炎于上,津液泄于下,发为本病。

3. 先天禀赋不足,五脏虚弱

五脏主藏精,精为人生之本,肾又受五脏六腑之精而藏之,若五脏虚羸,则精气不足,气血虚弱,肾亦无精可藏,复因调摄失宜,终至精亏液竭而发为本病。

4. 房劳过度,肾精亏损

房室不节,劳伤过度,肾精亏损,虚火内生,则肾火因水竭而益烈,水因火烈而益干,终至肾虚肺燥胃热俱现,阴津亏耗,发为本病。

5. 过服温燥药物,耗伤阴津

长期服用温燥壮阳之剂,或久病误服温燥之品,致使燥热内生,阴津亏损,发为本病。

消渴的病机,主要在于禀赋不足,阴津亏损,燥热偏盛,而以阴虚为本,燥热为标,两者互为因果,且多与瘀血密切相关。病变部位虽与五脏均有关,但主要在肺、胃、肾,而以肾为关键(见图1-1)。

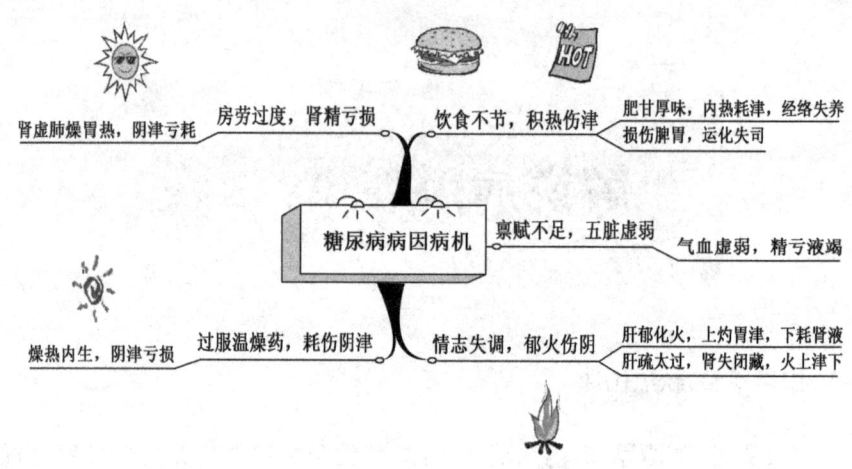

图1-1 糖尿病的病因病机

中医治病,先要辨证

1. 肺胃燥热证

烦渴引饮,消谷善饥,小便频数量多,身体渐瘦,大便秘结,尿色浑黄,舌红,苔少,脉滑数。治以清热生津止渴,方以白虎汤合消渴方加减。

2. 胃火炽盛证

渴喜冷饮,易饥多食,口舌生疮,牙龈肿痛,口臭,心烦失眠,溲赤便秘,舌红,苔黄,脉滑数。治以清胃泻心,方以玉女煎加减。

3. 湿热中阻证

渴而多饮,多食善饥,或仅有饥饿感,脘腹痞闷,舌苔黄腻,脉濡缓。治以清热化湿,方以黄芩滑石汤加减。

4. 瘀血阻滞证

四肢麻木,肢体疼痛,痛有定处,肌肤甲错,面色黧黑,舌质暗,有瘀点瘀斑,脉涩。治以活血化瘀,方以血府逐瘀汤加减。

5. 肝肾阴虚证

尿频量多,混浊如脂膏或尿甜,腰膝酸软无力,头昏耳鸣,多梦遗精,皮肤干燥,全身瘙痒,舌红,少苔,脉细数。治以滋养肝肾,益精补血,方以六味地黄丸加减。

6. 阴阳两虚证

小便频数,混浊如膏,甚则饮一溲一,手足心热,咽干舌燥,面容憔悴,耳轮干枯,面色黧黑,腰膝酸软乏力,四肢欠温,畏寒怕冷,甚则阳痿,舌淡苔白而干,脉沉细无力。治以温阳滋阴补肾,方以金匮肾气丸加减。

7. 脾胃气虚证

口渴引饮,能食与便溏并见,或饮食减少,精神不振,四肢乏力,舌淡,苔白而干,脉细弱无力。治以健脾益气,生津止渴,方以七味白术散加减(见图1-2)。

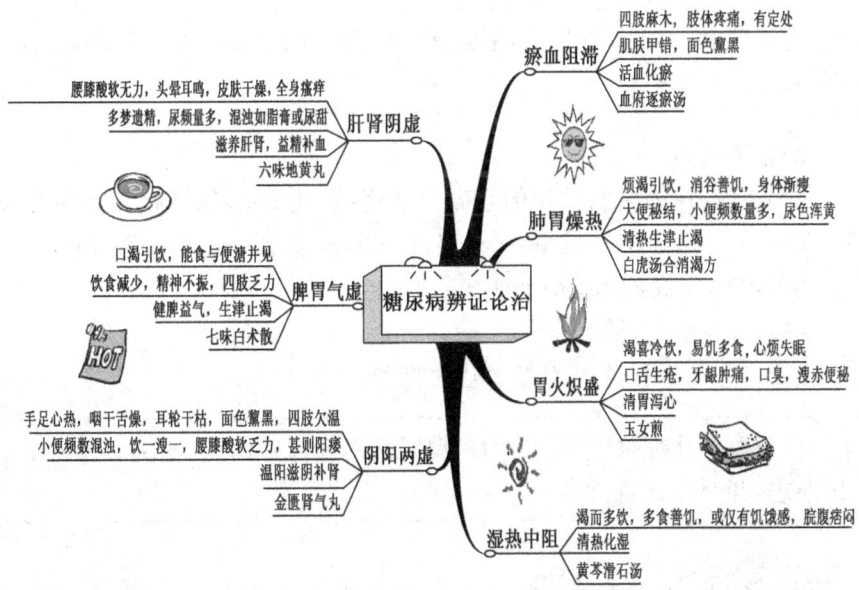

图1-2 糖尿病的辨证论治

糖尿病的大医之法

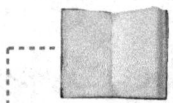

大医之法一：补肾健脾活血方

搜索

(1) 丁建国验方

药物组成：人参 10g，黄芪 30g，茯苓 12g，山药 30g，天花粉 15g，黄精 10g，五味子 6g，麦冬 10g，葛根 15g，苍术 9g，泽兰 12g，怀牛膝 10g，淫羊藿 9g。

功效：健脾益气生津，活血化瘀降浊。

主治：糖尿病津伤血瘀型。

[丁建国．健脾益气养阴法治疗Ⅱ型糖尿病72例．中医研究，2004，17(2)：35～37]

(2) 张赛验方

药物组成：在糖尿病治疗的基础上加用：黄芪 30g，仙灵脾 15g，怀牛膝 15g，生地 10g，熟地 12g，玄参 15g，鸡血藤 30g，苍术 10g，怀山药 15g，当归 12g，川芎 12g，威灵仙 15，鬼箭羽 15g。

功效：补肾益气，活血养阴。

主治：糖尿病周围神经病变肾虚血瘀型。

[张赛．补肾益气活血法治疗糖尿病周围神经病变38例．湖南中医杂志，2004，20(2)：37]

大医有话说

以上二方均从补肾益气为主，肾为先天之本，肾气充则全身气血旺，并都加以活血行气的药物，相辅相成，共成补肾健脾活血方。但是两家各有特点:丁建国认为,人参味甘,大补元气,止渴生津;山药调营养卫,可以通过对气阴的充养而改善消渴病患者的脾胃气阴两虚状态,两药合用共为君药,可以增强健脾益气养阴之功。黄芪味甘,《本草求真》认为它是"补气诸药之最",《日华子本草》言其"治消渴"。麦冬益胃生津,润肺清心,有明显的降血糖作用。黄精补脾益气滋阴,三药合用以助参、芪益气养阴而治疗消渴病,共为臣药。天花粉味甘性凉,滋阴清热,生津止渴,"善能治渴,从补药则治虚渴……乃治渴之要药"。五味子酸涩,既能生津又能涩精,可通过抑制蛋白质早期糖化产物(果糖胺)的生成等而改善患者的症状。茯苓健脾祛湿,苍术芳香燥湿、化浊醒脾,丹参化瘀养血,泽兰祛瘀化痰、利湿降浊,淫羊藿益火补土,以上诸味共为佐药以扶正祛邪。葛根升清降浊、生津止渴,乃阳明经之引经药,本方中用为使药。诸药共伍,共奏健脾益气养阴、活血化瘀降浊之效。本方体现了扶正与祛邪的统一,抓住了消渴病脾胃气阴两虚的病机根本,在临床上可以更加有效地纠正消渴病的症状,阻止消渴病患者的病情发展。张赛认为,仙灵脾、怀牛膝、地黄补肾壮筋骨;仙灵脾温肾而性不燥;黄芪、苍术、怀山药健脾益气敛精;玄参养阴生津,与苍术相伍,既能健脾敛精以助运化之功,又能滋肾阴降妄炎之火,使水升火降,气复阴回。其中黄芪配怀山药、苍术配玄参为施今墨老前辈两对降糖经验对药。此一阴一阳、一脾一肾,除尿糖、降血糖疗效确切;当归、川芎、威灵仙、鸡血藤、鬼箭羽养血活血,化瘀而不伤正。诸药合用,共奏补肾益气、活血养阴之效,从而使肾气充盈,气血旺盛,血脉通畅。

大医之法二:燥湿化痰方

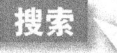

(1)冯建华验方

药物组成:瓜蒌30g,茯苓15g,制半夏9g,佩兰9g,益母草30g,丹参15g,红花9g,黄芪30g,炒白术15g,荔枝核30g。

功效:燥湿活血,健脾化痰。

主治:糖尿病血瘀痰阻型。

加减:舌苔黄厚者加黄连9g,大便秘结者加大黄6g。

[冯建华. 化痰活血法治疗 2 型糖尿病 30 例临床研究. 中医杂志,2004,45(3):191~194]

(2)姚丽群验方

药物组成:白僵蚕 6g,生大黄 6g,蝉蜕 6g,地骨皮 30g。

功效:散风泄热,化瘀祛痰。

主治:糖尿病并发症痰瘀阻络型。

服法:生大黄、蝉蜕、地骨皮置砂锅中,冷水浸泡 1 小时后煮沸,取汁,离火待冷却,日 1 剂,分 2 次,餐前 30 分钟温服。僵蚕研粉,分 2 次,用冷开水送服,餐后 30 分钟服用。

[姚丽群. 僵蚕复方治疗糖尿病并发症的体会. 中医药临床杂志,2004,16(3):222]

大医有话说

从中医学的角度提出痰瘀阻滞应是 2 型糖尿病的基本病机和显著特征,以化痰活血法为主要治则,优选中药组成复方。二方从不同的侧重,共为燥湿化痰类方。冯建华方中重用瓜蒌燥湿化痰为君药;制半夏、茯苓、佩兰助瓜蒌燥湿化痰共为臣药;益母草、丹参、红花活血化瘀为佐药;黄芪、炒白术、荔枝核健脾益气、降低血糖为使药,重在扶正,脾健得以正常运化水谷,使痰浊无从化生,脾健则气旺,气血畅通,瘀滞难成;荔枝核侧重于降低血糖。本方用于治疗属痰瘀互结证的 2 型糖尿病胰岛素抵抗患者疗效显著,在改善胰岛素抵抗方面取得了显著疗效。姚丽群方中僵蚕味咸辛,性平,入肝、肺经,具有祛风解痉、化痰散结的功效。以僵蚕复方治疗糖尿病并发症,取其散风泄热、化瘀祛痰作用,尤适用于以下情况:①糖尿病并发咽炎、鼻炎、支气管炎、肺炎等呼吸道感染;②糖尿病并发神经炎,以周围神经炎效佳;③糖尿病并发皮肤瘙痒。以上类型,同时有糖尿病体重偏重,或为肥胖型,或为血脂增高等类型。姚丽群认为糖尿病肥胖型,有痰湿化热的病机,僵蚕复方以僵蚕散热剔痰,配蝉蜕加强清咽散热及抗敏功能,合生大黄、地骨皮泻火泄热,增强降糖、降脂功能。四药合用,升降得宜,有益于恢复糖及脂肪的代谢功能。

大医之法三:滋阴泄热方

搜索

(1)石焕玉验方

药物组成:在糖尿病饮食的基础上给予:柴胡9g,黄芩9g,川芎10g,半夏10g,枳实9g,大黄6g,茯苓10g,大枣5枚;浮肿者加车前子10g,泽兰10g,泽泻10g。

功效:清肝泻热,活血降浊。

主治:糖尿病肾病肝热血瘀型。

加减:气虚者加党参、黄芪;血瘀明显者加桃仁、红花、水蛭;大量蛋白尿者加白果、芡实、桑螵蛸、金樱子。

[石焕玉,等.大柴胡汤加减治疗Ⅳ期糖尿病肾病32例疗效观察.中医杂志,2004,45(3):195～196]

(2)曲宝全验方

药物组成:在应用达美康的基础上,加入中药益糖饮:黄芪20g,山药10g,葛根10g,鸡血藤10g,天花粉10g,合欢皮10g,牡丹皮10g,麦门冬10g,生地黄10g,枸杞子10g,五味子10g,赤芍10g,熟地黄10g,川芎10g,丹参10g,茯苓10g,白术10g。

功效:益气活血,滋阴清热。

主治:糖尿病津亏血瘀型。

[曲宝全,等.益气活血法治疗Ⅱ型糖尿病200例疗效观察.中医药学报,2004,32(1):29～30]

大医有话说

《证治准绳·消瘅》:"渴而多饮为上消(所谓膈消);消谷善饥为中消(所谓消中);渴而便数有膏为下消(所谓肾消)。"二方皆为糖尿病小便混浊而设,使阴精得复,内热得泄,瘀血得去,湿浊得降,诸症皆平。石焕玉认为,大柴胡汤和解少阳,内泻热结。方中柴胡、黄芩泻热,半夏、大黄泻下祛浊,川芎、枳实活血行气,茯苓、甘草益气补虚。全方祛邪扶正,使邪去正不伤,以期达到郁热已去,虚损得复之效。曲宝全方重用补气活血药物,加以养阴药物,法从"阳中求阴",为其用方之妙。

大医之法四:祛风通经方

搜索

(1)贾素庆验方

药物组成:艾叶 10g,桂枝 10g,苏叶 10g,白芷 10g,独活 10g,五加皮 10g,海风藤 15g,伸筋草 15g,枳壳 10g,花椒 10g。

功效:活血舒筋,温经通络,祛风散寒。

主治:糖尿病周围神经病变血瘀阻络型。

药物制作:将上药打粉过 20 目筛分装即成 50g,冲入沸水泡闷 5 分钟后打开,先热气熏蒸患处,待水温至 35~40℃即浸没患处(下肢于膝关节下 1/3,上肢肘关节下 1/3),也可上盖棉垫使热能持久,也可当水温下降后即加入热水,使水温大致恒定,每日早、晚各 1 次,每次熏洗时间 40 分钟,2 周为 1 个疗程,应注意避免烫伤,每次熏洗后立即擦干,并注意保暖。

[贾素庆.温经通络散熏洗防治糖尿病周围神经病变 35 例.中医杂志,2004,45(1):43~44]

(2)季强验方

药物组成:在应用降糖药的基础上给予:生地 15g,当归 15g,丹参 20g,川芎 20g,珍珠母 30g,钩藤 20g,全蝎 10g,僵蚕 10g,白附子 10g,甘草 10g。

功效:滋阴养血,活血化瘀,祛风止痛,通经活络。

主治:糖尿病性动眼、面神经麻痹风邪阻络型。

[季强,等.中西医结合治疗糖尿病性动眼、面神经麻痹 6 例.实用中西医结合临床,2003,3(2):28~29]

大医有话说

贾素庆的温经通络散方中取艾叶温经散寒化瘀,桂枝温经通络祛风湿,枳壳行气消瘀散结,白芷散结消肿止痛,独活祛风湿、止痹痛,海风藤、伸筋草舒筋活络,五加皮祛风湿、强筋骨,花椒散寒除湿止痛。诸药合用起到活血舒筋、温经通络、祛风散寒止痛之效。现代药理研究证实,方中桂枝具有扩张血管、促进发汗、镇痛抗菌之效;独活可镇痛抗炎及抑制血小板聚集、抗血栓形成;五加皮具有抗炎、抗实验性高血糖作用;枳壳具有消炎抗变态反应作用。熏洗疗法是中医的传统治疗方法。寒则血凝,热则血散,熏洗法是在热能的作用下,通过皮肤孔穴、腧穴等直接吸收药物,进入血络输布全身而发挥药效作用,可促进血液循环,扩张血管,改善周围组织营养,激发机体自身调节功能,从而起到疏通经络、祛风除湿、活血散瘀之效。糖尿病性动眼神经、面神经麻痹,是糖尿病致神经病变,以运动神经损害为主要表现,同时也可累及其他颅神经和周围神经。主要表现为单侧动眼神经、面神经损害,发病急,均伴有眼痛、头痛、耳后疼痛和感觉障碍。中西医结合治疗具有优势。季强方中生地、当归滋阴养血,丹参、川芎活血化瘀,川芎活血行气,上行头目,具有生散之功能;白附子善行头面之风,僵蚕化痰去络中之风,全蝎祛风止痛,珍珠母、钩藤平肝熄风。根据中医"治风先治血,血行风自灭"的理论,本方具有滋阴养血、活血化瘀、祛风止痛、通经活络之作用。

第2章 赶走高脂血症，名中医有妙招

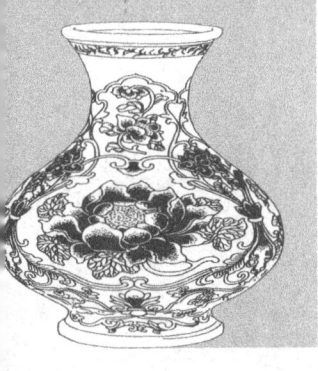

高脂血症是由于体内脂类物质代谢或运转异常，使血清中总胆固醇、低密度脂蛋白胆固醇及(或)三酰甘油水平升高超过正常范围高限的一种病症。大多数高脂血症患者并无任何症状和异常体征发现，常常是在进行血液生化检验(测定血胆固醇和甘油三酯)时被发现。高脂血症的临床表现为：(1)脂质在真皮内沉积所引起的黄色瘤；(2)脂质在血管内皮沉积所引起的动脉粥样硬化，产生冠心病和周围血管病等。大量资料表明，高脂血症与心脑血管疾病的发病率及病死率呈正相关。它是冠心病、脑中风等心脑血管疾病的独立危险因素，与肥胖、脂肪肝、高血压、高血糖及衰老等病变亦有密切关系。临床上多采用简易分型法，即高胆固醇血症；高甘油三酯血症；混合型高脂血症（血清胆固醇及甘油三酯均升高）；高密度脂蛋白低下。

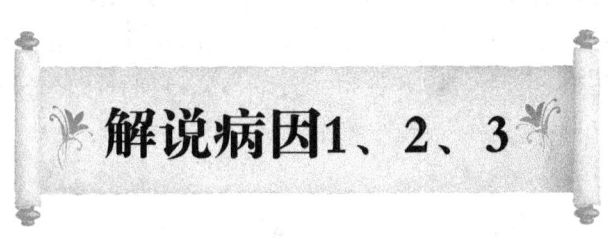

解说病因1、2、3

1. 饮食不节

长期过食肥甘,醇酒厚味,致使过多膏脂进入体内,超过运化转输之限,壅滞停留,变为膏浊。

2. 脾虚湿困

嗜食肥甘、膏粱厚味腻脾碍胃,或因他病伤及脾气,运化不利,水谷难于随食而化,淫精于脉,膏脂聚而化浊,形成高脂血症。

3. 劳伤心脾,心脾两虚

经久伏案或劳心思虑过度,宗气过耗,心脾受伤。因心主血脉,心气虚则血行迟缓,瘀血内生;脾气不足,运化失职,水谷不化精微,痰湿内生,病久入络,痰湿阻于脉络,瘀血内生。

4. 情志所伤

忧思恼怒,伤及肝脾,肝失调达,疏泄不及,气机郁滞,气滞血瘀或横逆犯脾,脾失运化均可导致膏脂输布转化失常,变生脂浊,引发高脂血症。

5. 肾气虚衰

年老体弱,肾气虚衰或房劳过度,精气暗耗,皆可致精气不足,气化不及,津液代谢失调,膏脂输布转化迟缓,聚成脂浊而致血脂升高。

6. 痰瘀阻络

膏脂化生于水谷精微,与津液同族,津液与血可以互生,膏脂与血亦可互荣,津液停聚生痰,血液阻滞为瘀,痰阻血瘀均可使膏脂输布失常,变生浊邪,引起高脂血症。

高脂血症的病机,主要是由于外源性脂质摄入过多,或由于体内脂质代谢紊乱所致,以正虚为本,痰浊血瘀为标。脾肝肾三脏功能失调后,气血不归正化而产生瘀、痰、湿、虚,并且相互夹杂为患,它们反过来又可加重肝脾肾三脏功能失调,互为因果,恶性循环(见图2-1)。

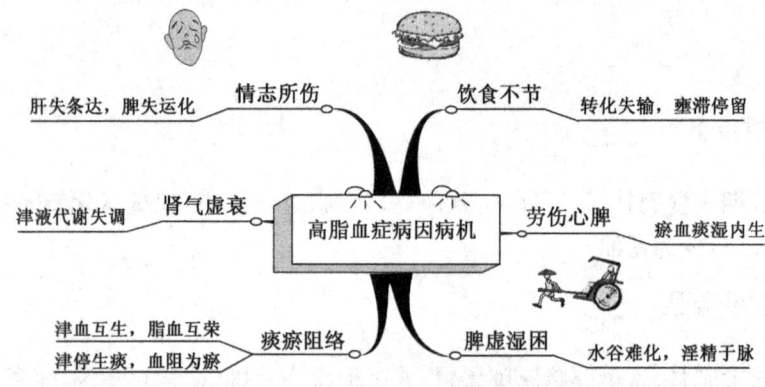

图 2-1 高脂血症的病因病机

中医治病,先要辨证

1. 脾虚湿盛证

头重体倦,腹胀纳呆,乏力懒言,口淡不渴,大便溏薄,小便清长,健忘,面色欠华,或有下肢肿,眼睑虚浮,或肢体麻木,舌体淡胖,边有齿痕,苔白浊腻,脉缓无力。治以健脾祛湿,方以参苓白术散加减。

2. 痰浊内蕴证

头重眩晕,胸闷恶心,纳呆,时吐痰涎,形体肥胖,反应迟钝,肢体沉重,或有胁下痞块,舌苔浊腻厚,脉象弦滑。治以燥湿化痰,方以涤痰汤加减。

3. 肝胆湿热证

发热,口干烦渴,尿少便秘,头晕脑涨,血压偏高,时有心悸,浮肿,舌红苔黄腻,脉滑数。治以清热利湿,方以龙胆泻肝汤加减。

4. 肝阳上亢证

眩晕头痛,烦躁易怒,失眠多梦,腰膝酸软,耳鸣目涩,五心烦热,夜间盗汗,肢体麻木,舌红少苔乏津或无苔,脉弦细数。治以平肝潜阳,方以天麻钩藤汤加减。

5. 肝肾阴虚证

头痛眩晕,失眠健忘,耳鸣耳聋,行动迟缓,动作笨拙,手足心热,舌质淡暗,舌红少苔,脉象细数。治以补益肝肾,方以六味地黄丸合一贯煎加减。

6. 脾肾阳虚证

头晕伴小便频数,神疲乏力,形体怯冷,面色淡白,脘腹作胀,纳差便溏,面肢浮肿,舌淡质嫩,苔白腻,脉沉细。治以温补脾肾,方以金匮肾气丸合苓桂术甘汤加减。

7. 瘀血阻络证

胸痹心痛,痛处有固定,或兼见健忘、失眠、心悸、精神不振、面色或唇色紫暗,舌有紫斑或瘀点,脉弦涩或细涩。治以活血通脉,方以血府逐瘀汤加减(见图 2-2)。

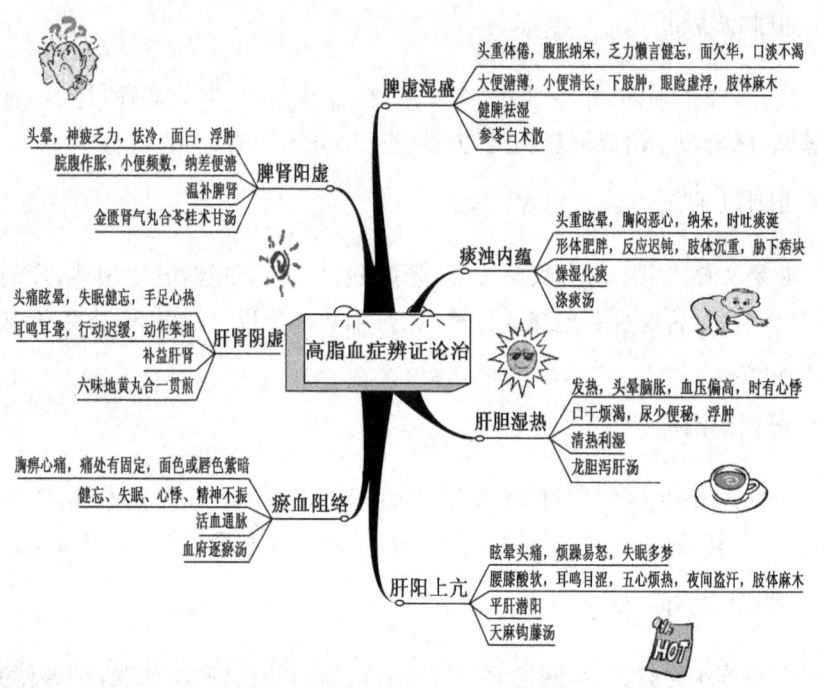

图 2-2 高脂血症的辨证论治

高脂血症的大医之法

大医之法一：化痰祛瘀活血方

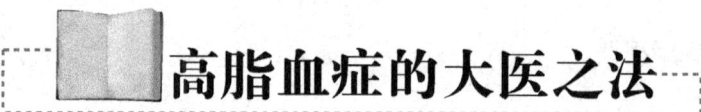

(1)杨牧祥验方

药物组成：橘络 6g，炙黄芪 15g，炒白术 10g，清半夏 10g，泽泻 10g，丹参 15g，姜黄 10g，虎杖 15g。

功效：化痰降浊，活血化瘀，健脾益气。

主治：糖尿病痰瘀兼夹型。

加减：腰膝酸软、筋骨无力、肝肾亏虚的老年人或体弱者，酌加桑寄生 15g，杜仲 10g；头痛经久不愈、痛如锥刺不移、入夜尤甚、血瘀脑络者，酌加川芎15g，水蛭3g，全蝎(研末装胶囊冲服)3g；胁肋胀痛、急躁易怒、肝郁气滞者加柴胡10g，郁金10g，香附10g，川楝子10g；头晕且胀、面红目赤、胁肋灼痛、肝郁化火者，加栀子10g，龙胆草6g，黄芩10g；眩晕耳鸣、头目胀痛、头重脚轻、肝阳偏亢者，加钩藤10g，刺蒺藜10g，生石决明15g(先煎)；胸闷刺痛阵作、胸阳不宣、心脉瘀阻者，加薤白10g，瓜蒌10g，赤芍药10g，川芎15g；肢体麻木、痰瘀阻络者，加胆南星10g，地龙10g，鸡血藤30g；大便干结难下、热郁津亏者，加大黄10g，生地黄15g，玄参15g，麦门冬15g；月经后期或痛经、经色紫黯夹块者，加泽兰12g，益母草10g，桃仁10g，红花10g。

[于文涛,等．杨牧祥教授从痰瘀论治高脂血症经验．河北中医，2006,28(3):165～166]

(2)符为民验方

药物组成：水蛭15g，川芎12g，茯苓10g，瓜蒌15g，半夏10g，泽泻12g，山楂20g，香附10g。

功效：活血化痰，降脂通脉。

主治：高脂血症痰瘀阻络型。

[王国华．符为民教授治疗高脂血症撷拾．实用中医内科杂志，2007,21(10):22～23]

大医有话说

以上二方均以化痰祛瘀为主，健脾渗湿为辅。高脂血症多以肝脾失调为本，痰瘀阻滞为标。健脾利湿助化痰降浊之力，相辅相成，标本兼治，共成化痰祛瘀活血方。但是两家各有特点。杨牧祥认为，橘络化痰通络，行气活血；半夏燥湿消痰，泽泻渗湿降浊，以杜生痰之源；丹参活血化瘀，姜黄活血行气，虎杖活血散瘀兼能清热利湿，三药共助橘络顺气活血之力；炙黄芪、炒白术益气健脾化湿，助化痰降浊行气祛瘀之力。诸药相合，共奏祛痰降浊、行气化瘀以治其标，健脾益气、强本清源以治其本之功效，标本兼治，直切病机。符为民认为，重用水蛭、川芎破血逐瘀，以荡涤脉道之瘀浊；瓜蒌、半夏共奏化痰消浊之功；"脾为生痰之源"，故以茯苓健脾化痰；泽泻能渗泻水湿而湿去痰化；香附为血中之气药，能通行血气，增强化痰祛瘀之力；山楂则具有行气散瘀、化痰消食之效。诸药共奏活血化痰、降脂通脉之功。

大医之法二：疏肝健脾化痰方

搜索

(1)杨少山验方

药物组成：柴胡 10g，杭白芍 15g，生甘草 5g，佛手片 6g，炒枳壳 6g，绿梅花 10g，玫瑰花 3g，荷包草 30g，垂盆草 30g，平地木 15g，茵陈 15g，炒党参 30g，茯苓 12g，炒冬术 10g，炒米仁 30g，焦山楂 15g，炒谷麦芽 15g。

功效：疏肝理气，健脾化痰。

主治：高脂血症肝郁气滞脾虚型。

[侯小青，等．杨少山治疗高脂血症经验．浙江中西医结合杂志，2010,20(5):265～266]

(2)聂惠民验方

药物组成：柴胡 10g，黄芩 10g，法夏 10g，党参 10g，炙甘草 10g，炙鳖甲 10g，炙黄芪 15g，防风 10g，炒白术 10g，郁金 15g，泽泻 10g。

功效：调理肝脾，活血化瘀。

主治：高脂血症肝郁脾虚型。

[张秋霞．聂惠民教授治疗高脂血症的经验．北京中医药大学学报，2003,10(3):38～39]

大医有话说

高脂血症的病位在肝脾肾，肝失疏泄，脾失健运，则痰浊内生，气滞血瘀。二方均着眼于肝脾二脏，兼化痰瘀，虽有不同的侧重，但共为疏肝健脾化痰类方。杨少山方中柴胡和杭白芍为杨老常用药对，柴胡疏肝理气，配伍杭白芍，一可柔肝止痛，同时可防柴胡劫肝阴；佛手片、炒枳壳理气止痛；绿梅花、玫瑰花药性平和，轻扬升散而不伤阴；荷包草、平地木、垂盆草、茵陈为甘寒之品，清热利肝；"见肝之病，知肝传脾"，炒党参、茯苓、炒冬术取四君子之意，健脾和胃；炒米仁健脾利湿；焦山楂、炒谷麦芽消积滞，和脾胃。杨少山强调，治疗该病时需慎用木香、川朴、陈皮等温燥药物。因肝脏体阴而用阳，而肝病者肝阴亏损十之八九；强调中焦脾胃的作用，提倡健脾而非补脾；

对于病久者,要注意肝肾阴精的亏损,调整人体的阴阳平衡。聂惠民认为,中青年高脂血症患者大多数时候正气并不虚弱,其病机关键在于肝胆疏泄不利,痰湿内停,病位在肝胆脾胃,病性属邪气实。本方以调理肝胆气机为主,佐以祛痰活血,为小柴胡汤与泽泻汤相合后加减,名曰"柴泽汤"。

大医之法三:补肾降脂方

搜索

(1)郑绍周验方

药物组成:山楂15g,女贞子15g,草决明15g,泽泻30g,蒸首乌20g,水蛭12g。

功效:清肝泻热,活血降浊。

主治:糖尿病肾病肝热血瘀型。

加减:痰浊壅盛者加半夏10g,陈皮12g,茯苓25g,胆星6g;肝肾亏虚者加杜仲、枸杞子、怀牛膝各15g;气滞血瘀者加丹参20g,郁金、川芎、赤芍各15g。

> [赵铎.郑绍周教授治疗高脂血症经验探析.中国中医基础医学杂志,2005,11(6):472～473]

(2)李恩庆验方

药物组成:熟地黄20g,山茱萸10g,山药15g,生山楂20g,何首乌10g,大黄10g,丹参20g。

功效:补肾填精,活血化瘀。

主治:高脂血症肾虚血瘀型。

> [李恩庆,等.补肾降脂方治疗高脂血症55例.中国中医基础医学杂志,2006,12(3):211～213]

(3)张继东验方

药物组成:制首乌20g,枸杞子20g,熟地黄20g,丹参30g,生山楂24g,生大黄6g,郁金15g,当归12g,水红花子10g,白芍12g,茯苓12g,石菖蒲10g。

功效:补肾调肝,健脾化痰。

主治:高脂血症肾虚痰瘀型。

[孔令钧.张继东治疗高脂血症经验.中华中医药杂志,2006,21(2):108～109]

(4)刘茂甫验方

药物组成:紫丹参18g,生山楂18g,何首乌15g,菟丝子15g,女贞子12g,枸杞子15g。

功效:滋补肝肾,活血通络。

主治:高脂血症肝肾脾虚型。

[刘永惠."益肾降脂汤"治疗高脂血症50例临床观察.江苏中医药,2002,23(10):20～21]

大医有话说

明·张景岳指出:"津液和合为膏,以填补于骨空之中,则为脑为髓,为精为血。"由此可知,膏与津液同一源流。肝主疏泄,脾主运化,肾主藏精,与血脂生成、平衡、代谢有关,肝脾肾三脏功能失调致使本病发生。四方皆顾及本病肝肾不足的本和痰瘀阻滞的标,共为补肾降脂类方。郑绍周方中,蒸首乌性味苦甘、涩、温,归心肝肾经。《本草备要》记载首乌"补肝肾,涩精,养血祛风,为滋补良药"。女贞子性味甘、苦凉,入肝肾经,具有养阴气、平肝火、滋补肝肾等功效。蒸首乌、女贞子滋补肝肾,从本入手,共为君药。草决明能清肝泻浊,润肠通便,使气血顺畅而不病。泽泻,《本草蒙筌》谓其"泻伏水,去留垢";《本草纲目》云:其能"渗湿热,行痰饮,痰饮肿胀等等诸症,用此甘淡微咸以为渗泄,则浊气自降,而清气上升,所谓一除而百病与之俱除也"。山楂性味酸甘微温,归脾胃肝经,能消食积散瘀血,辅助君臣,使补中有通。水蛭味咸、苦,性平,有小毒,具有破血逐瘀、攻坚散结、化浊通络之功,为佐使药。郑绍周教授将上药合用,配伍合理,切中病机。李恩庆认为,高脂血症患者其疾病转归大多为冠心病、脑动脉硬化、脑中风、脂肪肝等,多经过一个比较漫长的病程,影响脂类代谢,符合中医"久病及肾"和"久病多瘀"的原则。其病机多为肾精亏虚、气血瘀滞等特点。全方以补肾养阴药物为主,加以行气泻下祛浊药物,标本兼顾。临床证实具有明显降血脂作用,并可有效地抗动脉粥样硬化,保护心脑血管。张继东方中,首乌、熟地黄、枸杞子补肾填精;当归、白芍补肝养血;丹参、山楂、大黄、郁金行气活血祛瘀;水红花子健脾利湿,活血通络;茯苓、石菖蒲健脾豁痰。整个组方以补肾为主,兼顾脾、肝两脏,同时化痰祛瘀,降血脂。服后肾气得充,脾健肝旺,痰瘀俱消,诸症乃愈。刘茂甫认为,补肾化瘀为治疗高脂血症的基本治则。本方中枸杞子滋补肝肾,益精明目;丹参祛瘀止痛,活血通络,养心宁心,有功同四物之誉;何首乌补肝肾,养精血,强筋骨;生山楂消食化积,健脾散瘀;菟丝子滋补肝肾,固精缩尿,明目止泻;女贞子滋补肝肾,明目乌发。全方具有滋补肝肾、化瘀通络、健脾和胃之功效,对于因肝脾肾虚损所致的肝肾阴虚、肾阳虚、脾肾两虚、脾气虚各型高脂血症均有显著的疗效。

大医之法四:清热化痰方

搜索

(1)颜德馨验方

药物组成:苍术120g,白术120g,桑白皮90g,吉林参60g(另煎冲),清炙芪300g,炒枳壳60g,西洋参60g(另煎冲),山栀100g,甘杞子90g,柴胡90g,粉丹皮100g,滁菊花90g,生地200g,熟地200g,山楂150g,赤芍90g,玉竹150g,法半夏120g,淡子芩90g,制首乌150g,新会皮90g,生麦芽300g,熟女贞90g,灵芝90g,檀香15g,旱莲草90g,生蒲黄90g(包),煨金铃90g,炒知柏90g,紫丹参150g,延胡90g,玉桔梗60g,杏桃仁各90g,海藻120g,甘草45g,淡天冬90g,牛膝90g,降香30g。

功效:清热化痰,行气活血。

主治:高脂血症痰热内困型。

方法:上味煎取浓汁,文火熬糊,入龟板胶60g,鹿角胶50g,鳖甲胶50g,白蜜、白文冰各半斤,烊化收膏。每晨以沸水冲饮一匙。

[杨智敏.颜德馨教授膏方治疗高脂血症经验初探.2009中国首届中医膏方高峰论坛暨第四届金陵名医高层论坛,82~86]

(2)连秀娜验方

药物组成:菊花10g,丹参10g,山楂10g。

功效:调理肝脾,清热化痰。

主治:高脂血症湿热内停型。

方法：水煎代茶饮。

［连秀娜．治疗高脂血症验方．山西中医，2002，18(5):3］

大医有话说

　　高脂血症为本虚标实之症，实者多为气滞、痰湿、血瘀三者。多有好啖膏粱厚味患者，素体肝旺，痰湿内生后，久而化热，致痰热内困，脉络阻滞证。以上二方均以清热化痰为主，佐以散结通络之药，达到行气活血的功效。颜德馨全方以清热化痰、行气活血为主，取丹栀逍遥散、血府逐瘀汤方义，再结合颜老降脂方。方中降香合丹栀、黄芩、知柏降火泄热，用降香者，降气即降火。又以蒲黄、桃仁、丹参治血瘀不化，气血双治。而重用苍白术鼓舞中州为先导，佐以海藻、山楂、法夏等化痰祛浊，庶得删其有余，益其不足。连秀娜方中，菊花疏风清热，补阴散结；丹参活血祛瘀，入心肝经；山楂健胃理脾，散瘀血。此外，研究证实，菊花煎液有明显的扩张冠状动脉、增加冠脉血流量、减轻心肌缺血症状、降压、抑制血管壁通透性等作用。丹参为活血祛瘀药，其煎液除有扩张冠状动脉、增加冠脉血流外，还可以加速心肌缺血和损伤的恢复，又能改善血液流变性，降低血液黏稠度，抑制凝血，激活纤溶，抑制血小板聚集和黏附性；山楂煎液有强心、降血压、增加冠脉血流、扩张血管、抗心律失常及良好的降血脂作用。故三药合用，具有明显地降脂清浊的临床功效。

第3章 辨证治痛风,让你找回无痛生活

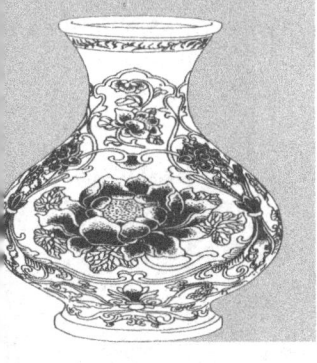

　　痛风是一组由于嘌呤代谢紊乱、血尿酸水平增高或尿酸排泄减少,从而导致尿酸盐在组织沉积的疾病。痛风症状可分为四个发展阶段,即高尿酸血症期,一般无任何症状和体征,多为体检时发现血尿酸升高;痛风早期,突出的症状是急性痛风性关节炎的发作,在急性关节炎发作消失后关节可完全恢复正常,亦不遗留功能损害,但可以反复发作;痛风中期,由于反复急性发作造成的损伤,使关节出现不同程度的骨破坏与功能障碍,形成慢性痛风性关节炎,可出现皮下痛风石,也可有尿酸性肾病及肾结石的形成,肾功能可正常或轻度减退;痛风晚期,出现明显的关节畸形及功能障碍,皮下痛风石数量增多、体积增大,可以破溃出白色尿盐结晶,尿酸性肾病及肾结石有所发展,肾功能明显减退,可出现氮质血症及尿毒症。痛风属于中医"痹证"等范畴,而过多的尿酸则属"湿浊"。

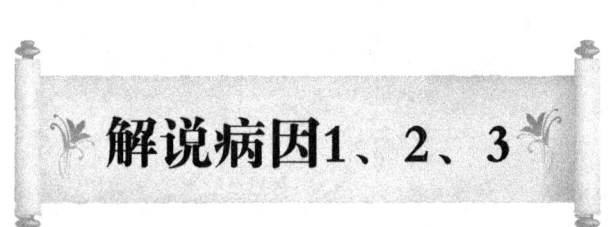

解说病因1、2、3

1. 外感风寒湿邪

因居处潮湿、冷热交错等原因,以致风寒湿邪乘虚侵入人体,流注经络、关节。寒性收引,湿性黏滞而重浊,使气血阻滞而发病。

2. 外感风湿热邪

或受风热病邪,与湿相并;或风寒湿邪日久化热,而致风湿热邪阻滞经络、关节,所致关节红、肿、热、痛。

3. 饮食内伤

多因素体肥胖,痰湿过盛,或饮食不节,过食肥甘,内伤脾胃,脾失健运,水湿聚集而为痰饮。痰饮流注经络、关节,阻滞气血而发病。

4. 脾肾亏虚

先天不足,禀赋不耐,或后天失养,致脾肾不足,脾虚不能运化水湿,肾虚主水无力,水湿内停,痰湿而内生。

痛风以脾肾亏虚为本,以湿浊内盛为主要病机。脾失健运,脾胃升清降浊失司;或久病入肾,或年迈肾衰,肾气不化,分清泌浊无权,均致湿浊内生,久蕴不解,酿生尿酸浊毒,蕴久化热生痰,痰凝瘀滞经脉、骨节,此时,每因劳倦过度、或七情内伤,或酗酒食伤,或关节外伤,或复感风寒湿邪诱发本病(见图3-1)。

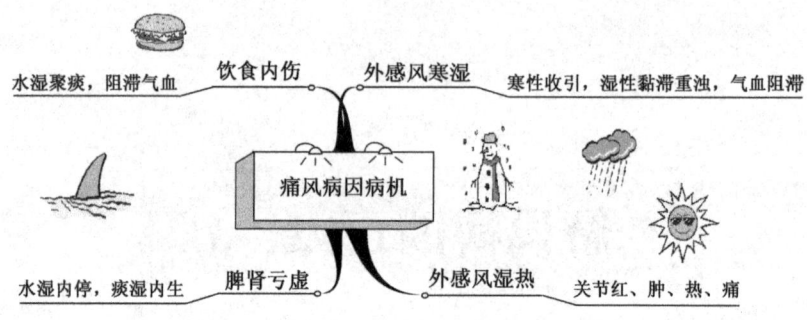

图 3-1　痛风的病因病机

中医治病，先要辨证

1. 湿热阻络证

多见于初次发病或发病早期，体质强壮者。症见受累关节红肿疼痛，灼热拒按，得凉则舒，病势较急，烦躁口渴，溲黄便干，舌质红，舌苔黄、根腻，脉滑数。治以清热利湿，通络止痛，方以地龙定痛汤加减。

2. 寒湿内困证

多见于久病或年老体弱者。症见关节肿胀，疼痛较剧，或酸多痛少，喜温熨，舌质淡，舌苔白或白腻，脉弦紧或濡缓。治以温经散寒，除湿通络，方以乌头煎合薏苡仁汤加减。

3. 痰浊瘀阻证

多见于反复发作，关节肿大，甚则畸形者。症见肤色暗红，屈伸不利，舌质紫黯或有瘀点，舌苔白腻，脉细涩。治以涤痰化浊，散瘀泄热，方以涤痰汤合桃红四物汤加减。

4. 脾肾亏虚证

多见于痛风间歇期，特别是长期服用激素者。症见关节肿胀，甚则变形，面色㿠白，气短自汗，腰膝酸软，神疲乏力，舌质淡舌体胖，舌苔白滑，脉沉微无力。治以健脾补肾,泄浊化瘀,方选保元汤合防己黄芪汤加减(见图3-2)。

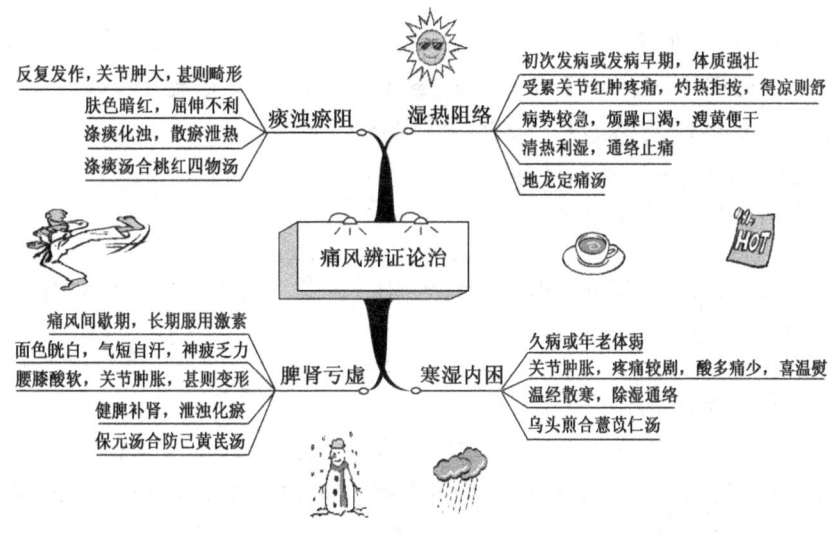

图3-2 痛风的辨证论治

痛风的大医之法

大医之法一:清热解毒燥湿方

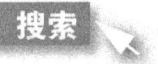

(1)罗铨验方

药物组成:当归15g,秦艽15g,秦皮15g,豨莶草30g,威灵仙15g,羌活10g,防风15g,升麻10g,葛根30g,苍术15g,土茯苓15g,苦参10g,茵陈15g,苡仁30g,车前子15g,甘草15g。

功效:清热解毒,利湿泄浊。

主治:痛风湿热阻络型。

[张俐.痛风汤治疗痛风性关节炎42例临床观察.云南中医中药杂志,2001,22(6):3～4]

(2)孙东云验方

药物组成：大黄9g(后下),土茯苓45g,山慈姑12g,栀子12g,威灵仙15g,茜草20g,泽兰20g,当归30g,甘草6g。

功效：清热泻火,泄浊排毒。

主治：痛风湿热阻络型。

[孙东云.痛风安煎剂治疗急性痛风性关节炎20例.陕西中医,2008,29(12):1629～1631]

(3)曾伟刚验方

药物组成：玉米须30g,山慈姑20g,羌活10g,独活10g,当归10g,川芎10g,茵陈15g,苍术10g,黄柏10g,川牛膝10g,虎杖15g,汉防己15g,猪苓15g,白茯苓15g,青皮10g,陈皮10g。

功效：清热利湿,祛风活血。

主治：痛风湿热阻络型。

[曾伟刚.玉山痛风饮治疗痛风性关节炎120例.中医杂志,2007,48(1):58～59]

大医有话说

以上三方均在辨证的基础上参考现代药理,针对痛风关节炎关节局部的急性炎症疼痛,选用清热解毒、利湿泄浊类药物,但是三家各有特点。罗铨验方衷中参西,选用豨莶草、威灵仙、羌活、防风、秦艽等通络蠲痹止痛;结合现代药理选用秦皮、车前子等增加尿酸排泄,改善体内环境;根据中医辨证选用苦参、土茯苓、升麻等清热解毒利湿,苡仁健脾渗湿除痹。诸药共奏清热解毒、利湿泄浊、通络蠲痹之功。药中病机,从而能在短时间内迅速缓解急性关节炎症状,预防关节炎复发,临床疗效较好。孙东云验方中大黄为君药,大黄味苦性寒,可清热泻火、泄浊排毒、凉血解毒、活血止痛。重用大黄还参考了尿酸的排泄方式,泻下法使尿酸从大便而出,便通而浊泄,使尿酸从肾脏排泄减少,更为安全有效。土茯苓具有解毒利湿、舒经通络之功,用为臣药。《本草正义》曰:"土茯苓,利湿去热,能入络,搜剔湿热之蕴毒。"土茯苓与大黄配伍开泄前后二阴,使湿热毒邪随大小便两出,令邪去正安,同时通经络,止痹痛,标本兼顾。山慈姑有清热解毒、消痈散结之功效,其所含有效成分秋水仙碱有明显抗炎、镇痛作用,是治疗痛风急性发作的特效药;赤芍入血分,可凉血散瘀,通经消肿。再配合其他药味,整张方剂针对湿热之邪壅滞经络的病机,综合运用了清利湿热、泄浊通络、活血祛瘀、消肿止痛之力,共奏清热利湿、通络止痛之功效。曾伟刚认为,玉米须、猪苓、茯苓、汉防己清热利尿,利水消肿,并能促使尿酸排泄,其中玉米须利中有摄、攻中有守,使攻不伤正,通不伤肾;山慈姑能化痰散结、消肿止痛,因其含有某些消炎镇痛药的成分,故能有效地缓解痛风发作,而且无毒副作用;二妙散芳香化浊、清热燥湿;川牛膝配汉防己,既能舒筋活络,又可引药下行;茵陈合虎杖清热化湿,虎杖还有通络定痛之功;独活同羌活辛温除湿、祛风止痛,引药入经;当归与川芎活血调气,这正合中医"治风先治血,血行风自灭"的古训,其中当归还有抑制尿酸合成之功用;青皮伴陈皮能行气止痛、化痰散结,并能促进尿液碱化,改善体内 pH 值。全方共奏清热利湿、消炎止痛、排酸利尿、祛风除痹之功。通过观察,玉山痛风饮缓解痛风性关节炎急性发作,多在 2~3 日见效,尿酸亦在 1 周内恢复正常,且无明显胃肠道反应及其他毒副作用。

大医之法二:活血通络燥湿方

搜索

(1)郑平东验方

药物组成:王不留行 10g,白芥子 10g,车前子(包)15g,粉草薢 10g,生山楂 10g,威灵仙 15g,制大黄 10g(便秘者改用生大黄 5g,后下)。

功效:活血通络,化痰泄浊。

主治:痛风痰浊瘀阻型。

加减:脾肾气虚者加党参 15g,白术 10g,薏苡仁 30g;脾肾阳虚者加熟附片 10g,肉苁蓉 10g,巴戟天 10g;脾肾阴虚者加生地黄 15g,山萸肉 10g,杭白芍 10g;气阴两虚者加太子参 30g,生地黄 15g,山萸肉 10g,怀山药 15g;湿热偏重者加苍术 10g,黄连 10g,冬葵子 15g;寒湿偏重者加桂枝 5g,川芎 10g,仙灵脾 15g;脉络瘀阻者加桃仁 15g,虎杖 15g,牛膝 10g;痰浊较重者加紫苏

15g,制大黄 10g,皂角刺 10g;水肿者加猪苓、茯苓各 15g,泽兰 15g,玉米须 15g;血尿者加茜草 15g,炒蒲黄(包)15g;蛋白尿者加石韦 15g,苡仁根 30g。

[郑平东.活血通络、化痰泄浊法治疗痛风之探讨.上海中医药杂志,2004,38(12):3~4]

(2)郑国伟验方

药物组成:百合 30g,忍冬藤 30g,桑枝 30g,车前子 30g,薏苡仁 30g,苍术 15g,萆薢 15g,蚕沙 15g,泽泻 10g,当归 10g,川牛膝 10g,黄柏 10g,川木通 6g。

功效:祛风利湿,活血通络。

主治:痛风痰浊瘀阻型。

[郑国伟.活血祛痛饮对痛风性关节炎及血液黏度的临床研究.中华中医药学会血栓病分会成立大会暨首届学术研讨会论文汇编,80~83]

(3)赵美云验方

药物组成:当归 15g,金银花 30g,玄参 30g,甘草 10g,生地 15g,川牛膝 15g,川芎 10g,白芍 15g,山药 30g。

功效:活血化瘀,通络止痛。

主治:痛风痰热瘀阻型。

加减:关节疼痛且灼热明显加黄柏 10g,苍术 10g;关节疼痛发凉者加桂枝 6g;关节红肿热甚、烦渴者,加生石膏、赤芍;伴大便干燥者,加厚朴 10g,薏苡仁 30g。

[赵美云,等.四妙勇安汤治疗风湿热痹型痛风 42 例疗效观察.吉林中医药,2009,29(3):223~224]

大医有话说

从中医学的角度,湿热内蕴、瘀滞阻络为痛风主要病机。不少专家以清热渗湿、活血通络为法,优选中药组成复方。三方从不同的侧重,共为活血通络燥湿类方。郑平东验方选用王不留行祛瘀通络,白芥子化痰散结,车前子利水祛湿为主药,配生山楂活血化瘀以止痛,粉萆薢分清泌浊以清源,威灵仙通络止痛,大黄通二便直达下焦,深入血分,无坚不破,荡涤积垢,有"犁庭扫穴攘除奸凶之功"。诸药合用以达活血通络、化痰降浊之功效。郑国伟验方中重用百合益气养阴、清心安神,为主药。现代中药药理学指出百合鳞茎含秋水仙碱等多种生物碱;配以忍冬藤清热解毒;车前子、薏苡仁、黄柏清热除湿;桑枝、蚕沙、萆薢、泽泻、苍术、川木通祛风除湿、舒筋活络;当归、川牛膝等活血化瘀。现代药理研究证实,以上这些药物有利于循环的血流灌注,改善了肾与关节、肌肉毛细血管的通透性,增加血尿酸的代谢排出,减少炎性渗出,改善局部循环,从而促进炎性渗出的吸收;并且因降低痛风患者的血液黏度、扩张微循环,改善血液高凝状态,使患者关节红肿疼痛症状及全身症状、体征得以缓解。赵美云认为,川芎、白芍活血祛瘀止痛,生地清热凉血,川牛膝活血止痛、通利关节,生石膏清热泻火,薏苡仁利湿除痹;当归、金银花、玄参、甘草为外科治疗痹证之良药,专治关节红、肿、热、痛之风湿热痹。诸药相伍,共奏清热利湿、活血化瘀、通络止痛之功,标本兼治,相得益彰。

大医之法三:健脾泄浊化瘀方

(1)李悦珣验方

药物组成:党参15g,白术15g,茯苓20g,虎杖15g,萆薢15g,车前子20g,黄柏10g,青风藤15g,老鹳草15g,鹿衔草10g,地龙10g,毛冬青20g。

功效:健脾泄浊,散瘀通络。

主治:痛风脾虚浊瘀型。

[李悦珣.扶脾泄浊汤治疗痛风63例.现代中西医结合杂志,2009,18(3):273～274]

(2)邓伟验方

药物组成:云苓12g,生姜皮12g,野菊花15g,桑白皮15g,银花15g,紫背天葵9g,大腹皮15g,紫花地丁12g,陈皮10g,蒲公英15g。

方法:三大碗清水煎一碗,日一次,饭后服用,翻渣,五大碗清水煎三大碗,趁热外洗患部,日洗一次。

功效:补脾解毒,利湿泄浊。

主治:痛风脾虚湿热型。

加减:气虚神疲乏力者加北芪 15g,阴虚骨蒸劳热者加龟板 30g。

[邓伟.健脾解毒泄浊法治疗痛风性关节炎.中药材,2003,26(6):466~467]

大医有话说

不少学者认为,脾失健运,清浊代谢失常为痛风之根本,湿邪浊毒瘀阻经络为其标。脾虚、浊蕴、瘀结贯穿了整个疾病的始终。以上二方均从健脾、泄浊、化瘀三法同时进行,标本兼治,但各自又有不同特点。李悦珣方中党参、白术、茯苓健脾除湿,萆薢、虎杖、车前子利尿泄浊,黄柏清热解毒燥湿;青风藤、鹿衔草、老鹳草祛湿通络止痛,地龙搜风活络,毛冬青活血利水消肿。诸药合用,共奏健脾泄浊、散瘀通络之功。现代中药药理学研究证明:泽泻、白术、车前子、茯苓能增加尿酸的排泄;毛冬青、地龙可抑制尿酸合成;青风藤、鹿衔草、老鹳草具有溶解尿酸结晶的作用,且镇痛作用显著。邓伟以补脾解毒泄浊为大法,以五皮饮合五味消毒饮加减,取得满意效果。方用五皮饮以皮治皮,健脾理气,消肿泄浊,五味消毒饮清热解毒,消肿止痛,少佐川牛膝以活血,气虚者加北芪以补气托里,阴虚者加龟板滋阴清热。以上诸药,合而为用,标本兼治,共奏补脾解毒泄浊之功。现代医学研究表明,五皮饮有利尿、促进尿酸排泄、降低血尿酸的作用;五味消毒饮有抗炎、抗变态反应、解热利尿的作用;两者合用既能降低血尿酸,又能很快地控制症状,充分体现了中医药治疗痛风性关节炎的优势。

大医之法四:益肾利水化瘀方

搜索

(1)李金祥验方

药物组成:萆薢 30g,萹蓄 15g,瞿麦 15g,泽泻 30g,白术 30g,茯苓 30g,山茱萸 30g,全蝎 10g,秦艽 20g,蚕沙 10g,车前子 15g,薏苡仁 30g,木瓜 15g,山慈姑 15g,白花蛇舌草 30g,丹参 30g,桂枝 10g,牛膝 15g,甘草 10g。

方法:水煎取汁 300ml,分早、晚各服 1 次。

功效:益肾通络,蠲痹利湿。

主治:痛风肾虚水停型。

[李金祥.萆薢痛风方治疗急性痛风性关节炎124例临床观察.河北中医,2009,31(9):1311~1312]

(2)伍新林验方

药物组成:土茯苓30g,川萆薢30g,生薏仁30g,车前草30g,苍术15g,丹参15g,川五加皮15g,黄柏12g,川牛膝12g,川木瓜12g,土鳖6g,延胡索9g。

功效:化湿泄浊,祛瘀补肾。

主治:痛风肾络痹阻型。

加减:肾虚腰痛、乏力者加用杜仲、川断、桑寄生;血虚明显者加当归、川芎、鸡血藤;气虚明显者加用北芪、党参、白术、茯苓;大便秘结加用大黄、枳实、川朴、槟榔;阳气虚衰者加熟附子、桂枝、细辛;瘀血甚者加用桃仁、红花、当归;肾功能不全者加用蒲公英、鱼腥草以解毒泄浊;合并结石者加用金钱草、石韦、郁金、滑石。

[伍新林,等.化湿泄浊祛瘀法治疗痛风肾20例临床疗效观察.成都中医药大学学报,2000,23(2):17~29]

大医有话说

年老体虚,脾气虚弱,脾失健运,肾失气化,开合失司,不能分清泌浊,湿热内生,蕴久化热,聚瘀留瘀,导致风湿痰瘀,痹阻经络,这也是痛风的主要病因之一。对这种情况,治疗宜以蠲痹利湿、益肾通络、散结化浊为主。李金祥验方中草薢、萹蓄、瞿麦、蚕沙、车前子淡渗利湿,宣化湿浊,其湿浊不化,亦关乎肾之气化不利;黄柏、苍术坚阴利尿,强化宣通,固本之功;全蝎、秦艽、薏苡仁蠲痹止痛,宣通经络,而化病标之缓解;泽泻、白术、茯苓、山茱萸温阳化气,益肾利水;山慈姑、半枝莲、白花蛇舌草散结化浊;当归、桂枝宣通经脉,活血止痛;牛膝之用,尤为得当,其祛风湿而不壅,补肝肾而不塞。诸药共奏标本兼治之功。总以通、利、化、益肾为治,使人体水湿代谢正常,攻补兼施,达到祛邪而不伤正的治疗目的。伍新林验方是针对南方地区痛风肾的治疗。他认为,如湿瘀之热煎阴耗液则成沙石;若入脏则"穷必及肾",致肾气不足,肾络痹阻。针对湿浊内蕴、瘀血阻络的表现,以化湿、泄浊、祛瘀为法用药。方中土茯苓泄浊解毒,健胃利湿,通利关节,川草薢分清泄浊利湿,此二味为该方主药;苍术燥湿健脾化浊,除痹通络;川木瓜舒筋活络,化湿和胃;川加皮祛湿利水,补益肝肾;土鳖化痰消瘀;丹参活血祛瘀通络;延胡索活血行气止痛;生薏仁、车前草泄浊利尿;川牛膝活血祛瘀补肾,利尿通淋,引血下行,又可以引诸药下行;加用当归活血祛瘀,推陈出新。诸药配伍,使湿浊得以泄化,瘀血得以清除。

第 4 章 帮你甩掉肥胖，名医

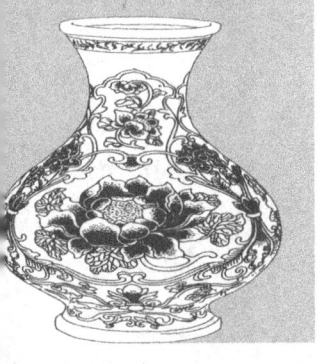

　　肥胖症，是一种人体进食热量多于消耗量、以体内脂肪积聚过多而造成超过标准体重的病症。现多用体重指数来衡量，所谓体重指数是指：体重（kg）/身高（m）^{2}，如 ≥25 为偏重，≥30 为肥胖。肥胖的发生原因主要有遗传素质、代谢特点和生化缺陷、饮食因素和生活方式、食物中枢平衡失调、精神因素等，与营养代谢的关系尤为密切。大多数肥胖属于单纯性肥胖，也有继发于其他疾病者。肥胖病常伴见头身困重、短气、乏力、头晕、胸闷、心悸、浮肿等症状。由于脂肪堆积，气血运行不利，易引起冠心病、高血压、糖尿病、胆石症、痛风、脂肪肝等多种疾病。肥胖病可见于任何年龄，但以中年以后为多见。肥胖有多种不同的分类方式，通俗的方法是将其分为单纯性肥胖、继发性肥胖和药物引起的肥胖。

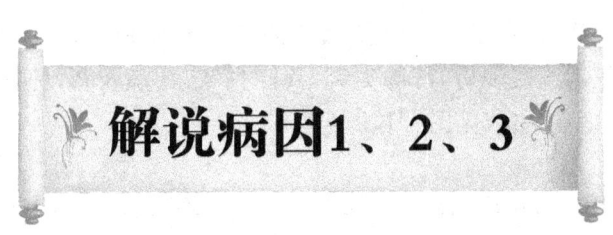

解说病因1、2、3

1. 痰饮

《石室秘录》曰:"肥人多痰。"痰饮与肺脾肾三脏功能失调有关。肺主布津液,若肺失宣降,水津不能通调输布,则停聚而成痰饮;脾主运化水液,若脾脏受病,或脾气本虚,运化不力,亦可使水湿停聚而为痰饮;肾主蒸化水液,肾阳不足,则蒸化无力,水不得化气,即停蓄而为痰饮。痰饮既成,痰浊阻塞,充斥肢体,因痰生病,导致气机壅滞,脾不运化,故形体臃肿而显似肥胖。

2. 水湿

湿有内湿外湿之分。外湿为六淫之一。内湿多因过食膏粱厚味、酒酪肥甘。内外之湿都可影响体内水谷精微的输布,形成肥胖。水、饮、痰皆为湿邪,亦有轻、中、重质的不同。稠黏者为痰,清稀者为饮,更清者为水,三者停积,可引起水液停积而发肥胖。水潴留性肥胖病常由此形成。

3. 瘀

瘀可由气滞引起,也可由痰湿转归。此外,由于血中脂质增加,《黄帝内经》称之为"浊脂",也可致瘀,瘀脂可以互相转化。妇科肥胖人不孕症,就是躯脂阻塞胞宫,影响受精而致不孕。

4. 气虚

血、津液等的生成和运行、输布排泄等,无不通过气的推动、温煦及气化功能来完成。气的推动力减弱,血、津液运行迟缓,水液输布运行停滞;气的温煦作用减弱,则血、津液的输布运行无以温煦,遇寒则凝;气化作用减弱,血、津液相互转化无力,精微不化,无力输布,生湿成痰,痰湿交阻或过盛,从而导致肥胖。

肥胖病的病机,在于脾虚生湿,湿聚生痰,气机壅滞,瘀血内生,膏脂郁积,经阻气不运,湿困脾胃,肝脾失调,代谢失常,久病及肾,脾肾两虚,恶性循环,则肥胖诸症丛生(见图4-1)。

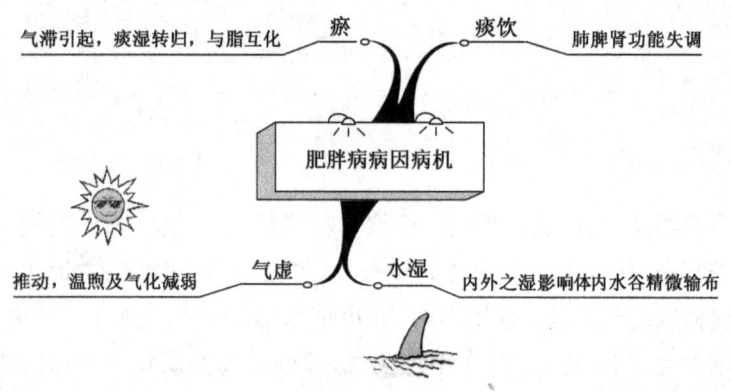

图 4-1　肥胖病的病因病机

中医治病,先要辨证

1. 脾虚湿阻证

肥胖,浮肿,疲乏无力,肢体困重,尿少纳差,或有腹泻,脉沉细,舌苔薄腻,舌质淡红。治以健脾益气,除湿消胖,方以六君子汤加味。

2. 胃热湿阻证

肥胖,头胀,眩晕,消谷善饥,肢重,困倦怠惰,口渴,喜饮,脉滑小数,舌苔微黄而腻,舌质红。治以清胃泄火,方以泻黄散加减。

3. 气滞血瘀证

肥胖,胸胁痞满,月经不调,闭经,大便偏干,失眠,多梦,脉细弦,舌苔白或薄腻,舌质暗红。治以疏肝理气,化瘀消胖,方以丹栀逍遥散加味。

4. 阴虚内热证

肥胖,头晕眼花,头胀,头痛,腰痛酸软,五心烦热,低热,脉细数微弦,苔薄,舌尖红。治以滋阴降火,补肾消胖,方以知柏地黄丸加味。

5. 脾肾阳虚证

肥胖疲乏,无力,腰酸腿软,阳痿,阴寒,脉沉细无力,苔白,舌质淡红。治以温肾壮阳,健脾消胖,方以右归丸加减(见图4-2)。

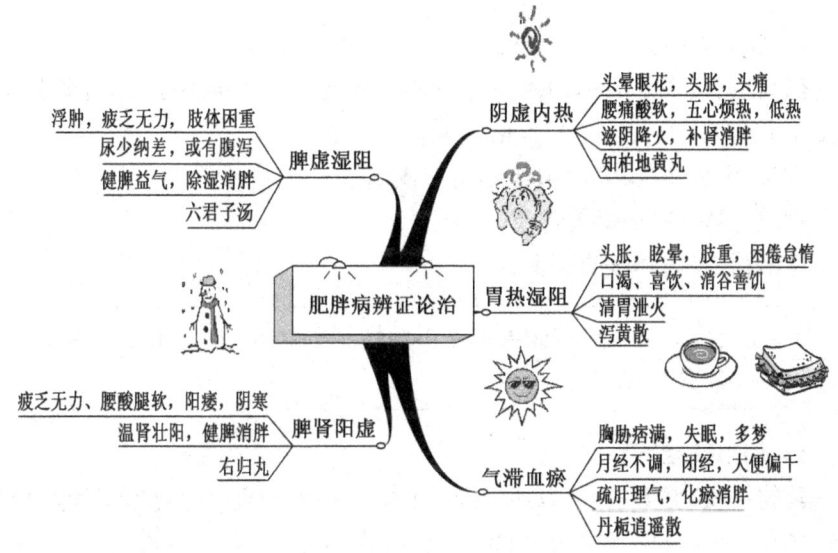

图4-2 肥胖病的辨证论治

肥胖病的大医之法

大医之法一:健脾化痰方

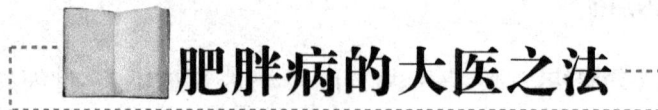

(1)党之俊验方

药物组成:茯苓12g,白术10g,党参12g,薏苡仁10g,山药10g,半夏9g,陈皮10g,厚朴10g,砂仁12g,桔梗10g。

方法:水煎2次,取汁400ml,分2次温服。

功效:健脾益气,燥湿化痰。

主治:肥胖病脾虚湿痰型。

[党之俊.化痰瘀祛脂毒治疗单纯性肥胖病36例.山西中医学院学报,2007,8(6):23]

(2)沈小芬验方

药物组成:党参10g,苍术10g,白术10g,绞股蓝10g,柴胡10g,丹参10g,泽泻12g,决明子20g,山楂30g,茯苓15g,葛根15g,首乌15g,黄芪15g,甘草6g。

功效:健脾化痰,疏肝活血。

主治:肥胖病脾虚湿痰型。

加减:苔腻者加佩兰10g,川朴花6g;便溏者决明子用15g;便秘者决明子用30g。

[沈小芬.健脾化痰活血法治疗儿童单纯肥胖伴高脂血症60例观察.浙江中医杂志,2007,42(6):341~342]

(3)赵莉娟验方

药物组成:茯苓5~10g,桂枝5~10g,白术10~15g,生山楂15~30g,大黄6~10g,泽泻6~10g,甘草3~6g。

功效:温运脾阳,化痰除瘀。

主治:肥胖病脾虚痰瘀型。

[赵莉娟,等.化痰减肥汤治疗单纯性肥胖病的临床研究.中国医药学报,2002,17(11):702~703]

大医有话说

中医认为"痰湿"和"脾胃气虚"是引起肥胖的主要病机。《石室秘录》概言之"肥人多痰,乃气虚也,虚则气不能运化,故痰生之。""脾为生痰之源",脾气受损,运化水湿失常,水不化湿,聚而生痰,故对肥胖患者应健脾益气,脾运则痰无由生。以上三方均为健脾化痰类方。党之俊验方从化痰瘀、祛脂毒、温中健脾入手,其中茯苓、白术、党参、薏苡仁、山药健脾益气;半夏、陈皮、厚朴燥湿化痰;砂仁芳香入脾胃两经,可以化湿和胃;桔梗行肺气主肃降,助化痰祛湿消脂。全方合用,使脾运正常,痰湿肥脂化解。沈小芬认为,本病属本虚标实,本虚是脾虚失运,标实是痰浊凝聚注入血脉。方中四君子汤健脾除湿化痰;柴胡疏肝调气;山楂、丹参活血化瘀通络,消食降浊;葛根升阳益气,通经络,能鼓舞胃中清气上升;苍术、泽泻、决明子利湿降浊;首乌滋补肝肾;黄芪、绞股蓝补气扶正。全方共奏健脾化痰、疏肝活血之功,通过扶正祛邪,达到调整机体的功能,从而达到减肥降脂的目的。赵莉娟验方以温运脾阳治本为主,化痰除瘀兼治其标。方中茯苓、桂枝、白术温化痰湿之阴邪;生山楂醒脾消食,活血散瘀;大黄活血散瘀,涤荡肠胃;泽泻配白术健脾利湿;甘草调和诸药,健脾和中。全方共奏温化痰瘀、降脂减肥之功。药理研究证实,方中生山楂有较强的降血脂和消除体内过剩脂肪的作用;大黄提取物能作用于体内脂肪细胞,使之体积缩小,且数量减少,实验中可见到局灶性脂肪溶解现象;泽泻降脂利尿;桂枝能调整血液循环,改善血液流变性。组方的基点是抑制体内脂肪的合成,促进体内脂肪的转化,调整体液的代谢和平衡而达到减肥目的。

大医之法二：化痰活瘀方

搜索

(1) 朱沈验方

药物组成：苍术 12g，丹皮 12g，陈皮 12g，白术 15g，茯苓 15g，赤芍 15g，黄精 15g，泽泻 15g，薏苡仁 30g，丹参 30g，半夏 10g，三七 3g（冲服）。

功效：化痰祛湿，活血化瘀。

主治：肥胖病湿浊瘀阻型。

加减：如有头晕者加天麻 12g，牛膝 15g；脘腹胀满者加莱菔子 15g，木香 6g；胁痛加郁金 12g；肢体麻木加水蛭、红花各 10g；燥热明显加天花粉 15g，知母 12g。

[朱沈，等．化痰活瘀法治疗糖尿病肥胖病 37 例．陕西中医，2005，26(3)：201～202]

(2) 杨汝杰验方

药物组成：山楂 30g，川芎 10g。

方法：每日加沸水 500～1000ml，一日 3 餐不限量。口渴即饮，3 天后更换 1 剂服用。

功效：行气活血，补脾健胃。

主治：肥胖病湿浊瘀阻型。

[杨汝杰．芎楂饮治疗单纯性肥胖病，青海医药杂志，1995，25(9)：39]

大医有话说

中医认为，肥胖者多脾虚湿盛，脾虚津液失运可生湿，湿邪阻碍可导致血瘀，瘀阻血流缓慢亦可生湿，故湿瘀常常交织在一起。以上二方均为化痰活瘀类方。朱沈验方中苍术、白术、半夏燥湿健脾化痰；陈皮理气化痰；茯苓、泽泻、薏仁利水渗湿；丹皮、赤芍、丹参、三七活血化瘀；黄精健脾益气养阴，也可防燥湿利水之剂伤阴。全方共奏化痰祛湿活瘀之功。杨汝杰认为，川芎行气血而减肥；《本草纲目》："川芎，血中气药也，肝苦急以辛补之，故血虚者宜之,辛以散之,故气郁者宜之。"山楂补脾健胃,通腑导滞,活血化瘀,具有降血脂而减肥的作用。治疗结果表明川芎、山楂具有显著的减肥作用,不影响体力消耗,用药后有轻度的食欲先增加后抑制作用,且具有降低总胆固醇的作用。同时从补脾之不足、行气化瘀着手,以降脂而减肥。

大医之法三:清胃热利水湿方

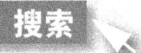

(1)郭锋斌验方

药物组成:决明子15g,山楂15g,丹参15g,生薏仁10g,茯苓10g,白术10g,络石藤10g,泽泻10g,陈皮10g,桑白皮10g,大腹皮10g,冬瓜皮10g,厚朴10g,槟榔10g,莱菔子10g,六神曲10g,夏枯草10g,番泻叶6g。

方法:除番泻叶为浸液外,其他药均为水煎。每剂200ml,早、晚2次分服,服药4周为1疗程。

功效:清胃热,利水湿,健脾运。

主治:肥胖病胃热脾虚型。

[郭锋斌. 瘦身饮治疗单纯性肥胖病42例. 陕西中医,2010,31(7):857~858]

(2)俞娜珍验方

药物组成:生军5g,枳实9g,泽泻15g,山栀10g,泽兰12g,生山楂30g,朴硝6g(冲),白蒺藜12g。

功效:清胃热,助脾运,涤肥甘。

主治:肥胖病胃热滞脾型。

[俞娜珍. 中医辨证治疗单纯性肥胖病. 江苏中医,1995,16(5):40~41]

大医有话说

过食肥甘,醇酒厚味,致使湿热渐积,脾运失常,精微不布,脂膏内瘀,气血壅塞,以致患者形体肥胖,消谷善饥,腹胀中满,大便秘结,疲乏无力等胃热脾虚证。以上二方均以清胃热、利水湿、健脾运为法,使体内停聚的脂膏及湿浊消除,故而身轻。从临床疗效来看,郭锋斌验方对单纯性肥胖病的胃热脾虚型疗效是肯定的,但按肥胖保健药物必须达到的三个条件:①不厌食;②不腹泻;③减体重不减轻体力;该方还存在腹泻的弊病,仍有待于改进。俞娜珍认为,"脾胃为仓廪之官",胃主受纳,脾主运化,胃受纳无度,超过了脾气运化功能极限,多余之精微物质不能被转输敷布,聚积体内化为膏脂,致形体丰盛,故有"脾胃旺,能食而肥"之说。该方以清泄胃热、通腑化浊为法,取得了较好的临床疗效。现代药理研究发现:方中白蒺藜、栀子有抗食欲活性作用,从而抑制食欲亢进。大黄、朴硝具有荡涤胃肠瘀滞、通腑泄浊的功能。

大医之法四:疏肝健脾方

搜索

(1)沈小芬验方

药物组成:柴胡10g,白芍10g,茵陈15g,泽泻12g,苍术10g,党参10g,黄芪15g,山楂15g,丹参10g,决明子15g,五味子10g,甘草6g。

功效:疏肝理气,健脾化痰。

主治:肥胖病肝木侮脾型。

[沈小芬.疏肝健脾化痰方治疗小儿单纯肥胖性脂肪肝32例临床观察.中国中医药科技,2007,14(2):125～126]

(2)张宽智验方

药物组成:柴胡12g,枳实12g,当归12g,香附12g,郁金12g,泽泻12g,丹参30g,生山楂50g,荷叶10g,水蛭6g,大黄6g。

功效:疏肝解郁,化痰消脂。

主治:肥胖病肝郁痰积型。

加减:肝火过盛可加龙胆草、炒栀子;口干欲饮,消谷善饥,加麦冬、元参、石膏,去柴胡、生山楂;腹胀大便干结,加白术、柏子仁、莱菔子,大黄加为10g;气短心悸浮肿加车前子、滑石、磁石;月经少者加红花、桃仁;闭经者加三棱、炮山甲、莪术。

[张宽智．从肝论治肥胖症——附158例疗效观察．北京中医杂志，1994，(4)：33～34]

大医有话说

以上二方均从肝脾入手，疏肝健脾化痰，以恢复肝脾的生理功能，调节脂肪的正常代谢，从而达到减肥消脂的目的。沈小芬验方中柴胡、白芍疏肝理气；茵陈能疏泄肝胆、清利湿热；配伍泽泻、苍术健脾运湿，化痰降脂，可使湿从小便而出，湿去则中焦运化有序；党参、黄芪益气健脾，振奋中运，则痰湿难以内生，两药的使用在此含祛邪兼顾正气之意；再配以山楂、丹参健脾活血降脂；决明子利湿祛浊化痰；五味子养肝降酶；甘草调和诸药。现代药理研究证实，柴胡、白芍、茵陈具有保肝利胆的作用；山楂、茵陈有减少肠道胆固醇吸收和防止其在肝内沉积、降低胆固醇含量的作用，同时山楂还能加速血脂的清除；泽泻既能干扰外源性总胆固醇的吸收，又能抑制内源性总胆固醇的形成，促进总胆固醇在肝内的分解；决明子具有干扰脂质合成和抑制胆固醇沉积的作用；丹参能改善肝脏微循环，增加血流量；五味子具有抗肝损害、抗氧化、增强免疫等作用。本临床观察表明，疏肝健脾化痰方不仅能改善临床症状，还能改善肝功能，降低血脂，对小儿单纯肥胖性脂肪肝治疗效果好。张宽智认为，肝之疏泄是脾胃气机调畅的重要条件，即木得土而达。若肝失条达，不但不能资助脾胃运化，反过于亢奋而横犯脾土，即木旺乘土，使脾胃运化功能失常，水液停留，遂化湿生痰而为病。方中柴胡、香附、枳实疏肝解郁，大黄、荷叶清泻肝火；当归、水蛭养血和血；山楂、甘草健脾助运。全方共奏疏肝健脾化痰之良效。

大医之法五：滋补肝肾方

搜索

陈一江验方

药物组成：熟地黄30g，黄肉12g，泽泻15g，制大黄5g，丹皮5g，玉竹12g，枸杞子15g，天花粉12g，猪苓12g。

功效：滋肾填精，清热养肝。

主治：肥胖病肝肾阴虚型。

［陈一江,等．滋补肝肾法治疗单纯性肥胖病．浙江中医学院学报，1996,20(1):21］

大医有话说

一般治疗单纯性肥胖病,往往以攻法为主。本方在六味地黄基础上,加减化裁而成,功在滋补肝肾。方中熟地黄滋肾填精,萸肉养肝涩精,玉竹制用滋补养阴,枸杞子滋补肝肾,天花粉清热生津,并与丹皮一起制萸肉之温,猪苓和泽泻利湿并防熟地黄之滋腻,大黄清洁肠道,通利腑气。本方以补为主,故而不伤正气。陈一江运用滋补肝肾法治疗单纯性肥胖病,主要考虑脂肪的过多产生与内分泌有关,而滋补肝肾有内分泌方面的微调节作用,所以具有较好的疗效。

第5章 骨质疏松症，无声杀手

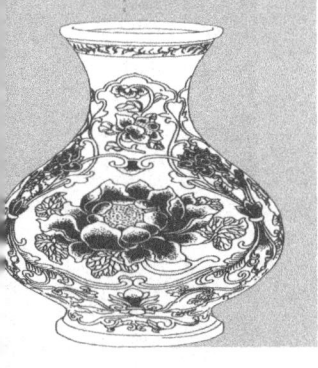

　　骨质疏松症是以骨组织显微结构受损、骨矿成分和骨基质等比例地不断减少、骨质变薄、骨小梁数量减少、骨脆性增加和骨折危险度升高的一种全身骨代谢障碍的疾病。腰背部疼痛是常见的临床表现，疼痛沿脊柱向两侧扩散，仰卧疼痛减轻，后伸或久立则疼痛加剧，多在疼痛后出现驼背。骨折是退行性骨质疏松症常见和严重的并发症，分胸腰段、下腰椎压缩骨折与弥漫性脊柱疼痛。此外，骨质疏松严重者还可出现脊柱后弯、胸廓畸形。由于肺活量和换气量显著减少，患者往往可出现胸闷、气短、呼吸困难等症状。骨质疏松症一般分两大类，即原发性骨质疏松症和继发性骨质疏松症。原发性骨质疏松症占绝大多数。

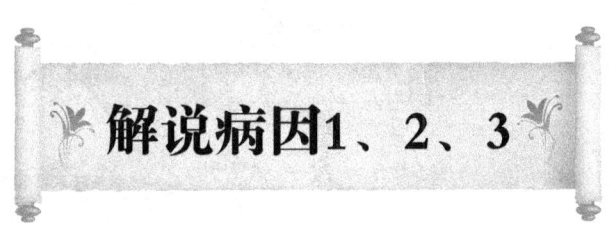

解说病因1、2、3

1. 肾精亏虚

《中西汇通医经精义》指出:"肾藏精,精生髓,髓生骨,故骨者肾之合也。髓者,肾精所生,精足则髓足,髓在骨中,髓足则骨强。"若有先天禀赋不足、久病体弱、后天失养、治疗失当,或过劳、生育过多等原因,造成肾虚精亏,不能生髓充骨,则骨髓空虚,发为本病。

2. 脾胃虚弱

脾胃为气机升降之枢,交通上下,灌溉四旁,从而维持气、血、精、津的相互转化。若脾胃功能衰惫,气化失司,枢机不利,血不化精,则骨骼因精微不能灌溉,血虚不能营养,气虚不能充达,无以生养肌肉筋骨。

3. 肝失调达

血、津液的正常运行和输布代谢依赖于肝的疏泄功能正常,筋骨亦需要肝血和津液的润养。若肝血不足或肝失调达,则导致肝气郁结,功能失司,影响血和津液的运行,使筋膜失养,筋病及骨。

4. 瘀血阻络

血脉通畅是脏腑经络等组织器官进行生理活动的基础。若瘀阻脉络,气血不畅,则筋骨失养,髓少骨松,发为本病。

骨质疏松症的病机,主要是以肾虚为本,涉及肾、脾、肝等多脏器及虚、郁、瘀等多病因。肾主骨,若肾气虚惫,肾水涸则诸骨皆枯,渐至短缩(见图5-1)。

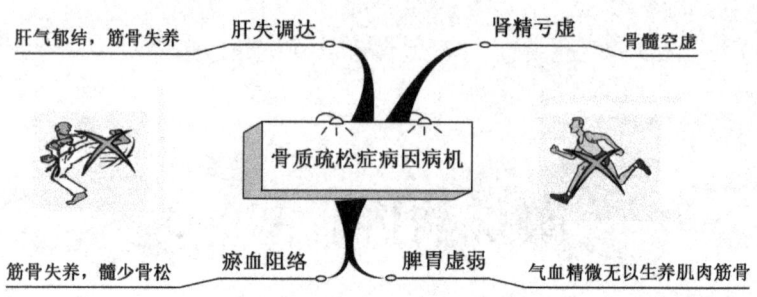

图 5-1 骨质疏松症的病因病机

中医治病，先要辨证

1. 肾阴虚证

腰膝酸痛，眩晕耳鸣，失眠多梦，患部痿软微热，关节僵硬。男子阳强易举，遗精，妇女经少经闭，或崩漏，形体消瘦，潮热盗汗，五心烦热，咽干颧红，溲黄便干，舌红少津，脉细数。治以滋阴壮骨，益肾填精，方以左归丸或滋阴大补丸加减。

2. 脾气虚衰证

腰背酸痛，双膝行走无力，甚则轻微运动就引起胸背剧痛，或腰弯背驼，纳少腹胀，饭后尤甚，大便溏薄，肢体倦怠，少气懒言，面色萎黄或㿠白，或浮肿，或消瘦，舌淡苔白，脉缓弱无力。治以宜健脾益气，温阳补肾，方以参苓白术散加减。

3. 肾阳虚衰证

腰膝酸软而痛，畏寒肢冷，尤以下肢为甚，头晕目眩，精神萎靡，面色㿠白或黧黑，舌淡胖，苔白，脉沉弱；或阳痿，妇女宫寒不孕；或大便久泻不止，完谷不化，五更泄泻；或浮肿，腰以下为甚，按之凹陷不起，甚则腹部胀满，全身肿胀，心悸咳喘等。治以温肾助阳补虚，方以右归丸加减。

4. 肾精不足证

患部酸楚隐痛,筋骨痿弱无力,表现为早衰,发脱齿摇,健忘恍惚,舌红,脉细弱。治以滋肾填精补血,方以河车大造丸加减。

5. 气血不足证

患部肿胀,沉重乏力,压痛。表现为少气懒言,乏力自汗,面色萎黄,食少便溏,舌淡,脉细弱。治以补气健脾养血,方以八珍汤加减。

6. 气滞血瘀证

患部青紫肿痛,凝滞强直,筋肉挛缩。表现为四肢麻木,唇甲晦黯,肌肤甲错,舌质紫黯,脉细涩。治以行气活血化瘀,方以身痛逐瘀汤加减。

7. 风邪偏盛证

患部瘙痒,红斑,游走性关节疼痛,肢节屈伸不利,手足麻木不仁,舌淡,苔薄白,脉浮。治以祛风通痹止痛,方以防风汤加减(见图 5-2)。

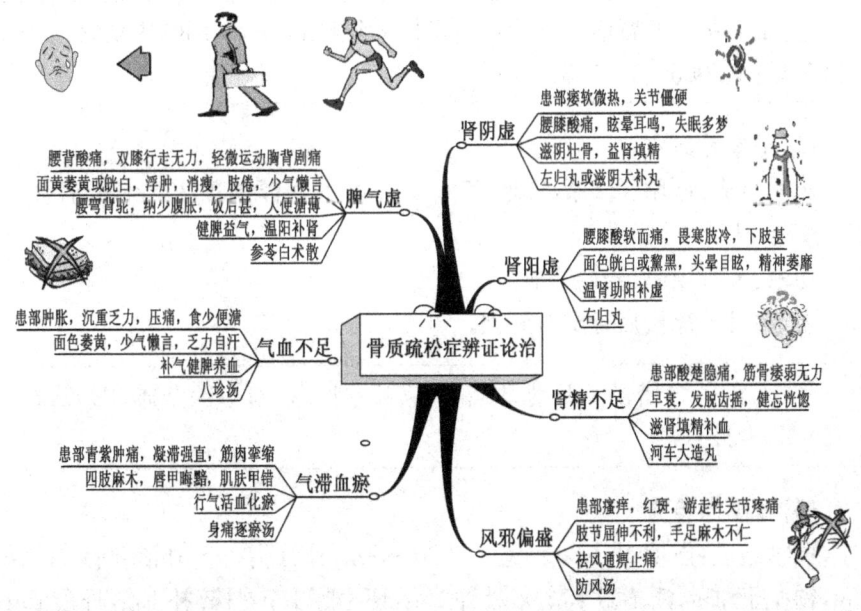

图 5-2 骨质疏松症的辨证论治

骨质疏松症的大医之法

大医之法一:补肾活血方

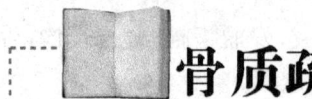

(1)王文革验方

药物组成:淫羊藿15g,丹参20g,杜仲15g,狗脊20g,补骨脂15g,白术15g,茯苓20g,黄芪30g,当归15g,陈皮10g,乳香10g,没药10g,延胡索15g,炙甘草6g。

功效:补肾活血,强筋健骨。

主治:骨质疏松症肾虚血瘀型。

[王文革.补肾活血法治疗原发性骨质疏松症80例临床观察.中医药导报,2005,11(7):59~61]

(2)王章验方

药物组成:制附子15g,熟地25g,肉苁蓉20g,淫羊藿30g,骨碎补30g,当归15g,丹参20g。

功效:补肾填精,养血活血。

主治:骨质疏松症肾虚血瘀型。

[王章.骨密汤治疗骨质疏松症45例.湖南中医杂志,2008,24(5):50~51]

(3)邹小娟验方

药物组成:熟地15~30g,鹿角霜20~30g,补骨脂20g,独活20g,山茱萸15g,枸杞子15g,淫羊藿15g,炒杜仲15g,怀牛膝15g,骨碎补15g,丹参15g。

功效:补肾壮骨,活血通络。

主治:骨质疏松症肾虚血瘀型。

加减:偏阴虚者加知母、黄柏、龟板;偏阳虚者加制附片、桂枝;气血亏虚者加黄芪、当归;腰膝痿软明显者加鹿角胶、龟甲胶;骨痛明显者加全蝎、乳香、没药、蜈蚣。

[邹小娟,等.补肾壮骨通痹汤治疗原发性骨质疏松症临床观察.湖南中医杂志,2006,28(4):50]

(4)庄洪验方

药物组成:当归15g,丹参15g,郁金15g,白芍15g,枳壳15g,川芎10g,甘草10g,黄芪30g,补骨脂12g,杜仲12g,女贞子12g,泽泻12g。

功效:活血化瘀,补肾壮骨。

主治:骨质疏松症气滞血瘀型。

[何铭涛,等.庄洪教授从瘀论治骨质疏松症经验介绍.新中医,2007,39(9):18～19]

大医有话说

肾精亏虚为本,脾胃气虚及瘀血阻络为标,是该病的主要病机,加之年老少动、不喜日照,进一步加重了气血瘀滞。以上四方均以补肾活血为根本,但各方又有各自特点。王文革验方采用淫羊藿(又名仙灵脾)、丹参为主药,补肾活血;杜仲、狗脊、补骨脂助营养后补肾壮腰;茯苓、白术培补后天,以生气血,补养先天;黄芪益气活血;当归补血活血;乳香、没药、延胡索活血止痛;陈皮理气,使补而不滞;甘草调和诸药。全方共奏补肾活血、强筋健骨之功效。王章在中医理论的指导下,结合现代中药药理研究成果,经筛选而自拟验方治疗本病,效果令人满意。方中以熟地、肉苁蓉为君,大补肾精,使肾精充足,骨髓生化有源;以制附子、骨碎补、淫羊藿为臣,温补肾阳,使阳生阴长,肾中阴阳协调,生生不息;佐以当归、丹参养血活血,改善骨细胞微循环,增加骨营养,而且精血同源,血足也有利于肾精的化生。本方配伍科学,药味少,疗效较好,且无任何毒副作用,可长期服用,故对当前防治骨质疏松症有较高的临床应用价值。邹小娟验方可用于治疗肾虚络瘀所致的多种病变。方中熟地"滋肾水,封填骨髓",山茱萸养髓荣筋而涩精,共为君药;辅以枸杞子养肝滋肾,"补益筋骨";鹿角霜为血肉有情之品,可温补肾阳,以达阴阳互补,淫羊藿"益精气,补腰膝";再辅杜仲、骨碎补、补骨脂以补肾壮骨健腰;

牛膝"补中续绝,除腰膝骨痛,腿痿不能任地",且"善引气血下行,无微不至,恒以为引经之使";丹参活血化瘀;独活祛风胜湿、通痹止痛。诸药合用,共奏补肾填精、强筋壮骨、活血通络之功,使肾气旺,精血足,骨髓生化有源,络脉瘀滞消散,气机通畅,气血津液布达于四肢百骸,骨骼得以荣养,从而达到治疗原发性骨质疏松症的目的。庄洪认为,骨质疏松症多因年老脏腑衰退,气血虚弱,运行失常,致气滞血瘀,痹阻筋络,筋骨失其濡养致脆弱。治当着重活血化瘀,在遣方用药方面,用当归、香附、郁金以活血化瘀、通畅血脉,改善局部的血液濡养;补骨脂、女贞子补肾壮骨;伍以白芍柔肝、柴胡疏肝、黄芪补气、川芎行气、枳壳理气,共调气机。诸药合用,共奏活血化瘀、补肾壮骨、通络止痛之功。

大医之法二:健脾补肾方

搜索

(1)孙文山验方

药物组成:熟地 25g,山药 20g,仙灵脾 15g,当归 12g,川芎 10g,自然铜 12g,山萸肉 15g,地龙 8g,菟丝子 12g,鹿衔草 20g,白术 12g,茯苓 10g,党参 12g,甘草 6g。

功效:健脾补肾,活血通络。

主治:骨质疏松症脾肾两虚型。

加减:肾阳虚者加肉桂、杜仲;肾阴虚者加龟板、枸杞;气血两虚者加首乌、黄芪;有外伤史、痛剧者加赤芍、鸡血藤。

[孙文山.自拟骨痿汤治疗老年性骨质疏松症50例.河南中医药学刊,1996,11(1):35~36]

(2)张贵有验方

药物组成:仙茅 12g,仙灵脾 12g,当归 15g,知母 9g,川柏 6g,巴戟天 9g,生芪 30g,熟地 24g,炙自然铜、生龙骨、生牡蛎各 24g(先煎),炙内金 9g。

功效:补肾益脾,强筋壮骨。

主治:骨质疏松症脾肾亏虚型。

加减:阴虚者加龟板、杞子;阳虚者加鹿角胶、苁蓉;气血两虚者加党参、茯苓、阿胶、紫河车;血瘀者加地鳖虫、参三七。

[张贵有.二仙坚骨汤治疗老年性脊椎骨质疏松所致腰背部疼痛65例报告.中国中医骨伤科杂志,1999,7(2):28～30]

(3)张红验方

药物组成:人参20g,白术10g,茯苓10g,熟地20g,补骨脂10g,骨碎补10g,丹皮10g,山药20g,泽泻10g,山茱萸20g,甘草6g。

功效:补肾填精,健脾益气。

主治:骨质疏松症脾肾亏虚型。

[张红.从补肾健脾法谈中医药对骨质疏松症的防治.时珍国医国药,2007,18(9):2250]

大医有话说

肾为先天之本,脾为后天之本,肾中精气需赖后天脾胃运化之水谷精微的化生充养,即脾虚可导致肾虚及骨髓空虚。以上三方均根据调补脾胃能达到补肾健骨的道理取药组合,属于健脾补肾类方。孙文山认为,老年性骨质疏松症最常见的症状有腰膝酸软,关节疼痛不适,食少倦怠,气短乏力,不耐久行久立,背柱侧弯等,此均为脾肾虚弱症状。故治疗须从健脾补肾着手,方中熟地、仙灵脾补肾中真阴真阳,菟丝子、山萸肉入肾益精填髓。山药合四君子汤益气健脾,自然铜、鹿衔草入骨补骨,当归、川芎、地龙活血通络止痛。诸药合用,使肾气充盈而生髓长骨、脾健则气血生化有源。濡养筋脉及充养先天之精,血脉和畅,通则不痛,故收效良好。张贵有验方用二仙汤益肾坚骨,其中仙灵脾具有雄性激素样作用,既能抑制骨吸收,又能刺激衍化增生成骨细胞,产生较多的骨基质,使骨代谢转为正平衡,在有效地维持病骨骨量的同时,还能使已丢失的骨质得以一定程度的恢复。熟地补肾填精,龙骨、牡蛎壮骨益髓,黄芪补气培元,鸡内金健脾固精,自然铜为接骨疗伤之要药,现代药理学证明其为一个丰富的人体必需微量元素补给库,富含的铜、铁、锌、锰等有利于病骨组织骨胶原合成、钙磷代谢及骨矿的沉积,从而增强骨骼的生物力学的强度。诸药合用,使肾脾得以补益,骨体得以营养,骨骼得以修复,疼痛趋愈。张红认为,老年人不仅肾气虚,各脏器功能都减退,特别是消化吸收功能减退,单一补而不吸收也是徒劳的,所以当采用补肾健脾法治疗骨质疏松症。方中补骨脂、骨碎补、熟地、山茱萸补肾壮阳填精;人参、白术、山药健脾益气,脾胃之气健旺,运化复常,滋生气血,使生元之气得以充实,后天之本得以旺运,从而达到治疗骨质疏松症的目的。

大医之法三:补肾壮骨方

搜索

(1)叶安娜验方

药物组成:杜仲15g,熟地黄15g,骨碎补12g,枸杞子12g,淫羊藿12g,党参12g,甘草6g,山茱萸10g,三七末(冲)3g。

功效:补肾壮骨,益气养血。

主治:骨质疏松症肾虚精衰型。

[叶安娜.补肾壮骨汤治疗老年性骨质疏松症60例临床观察.新中医,1998,30(7):52～53]

(2)齐振熙验方

药物组成:川续断12g,菟丝子9g,补骨脂9g,骨碎补12g,龟甲胶9g,山茱萸9g,枸杞9g,女贞子9g,怀山药9g,茯苓9g,生龙齿(先煎)30g,生海牡蛎(先煎)30g。

功效:补肾壮阳,坚骨强阴。

主治:骨质疏松症肾虚精衰型。

加减:肾阳虚者,去枸杞、龟胶、女贞子,加肉桂6g,杜仲9g,仙茅9g;肾阴虚者,去补骨脂、骨碎补,加紫河车12g,黄精9g。

[齐振熙,等.补肾强骨汤治疗原发性骨质疏松症的临床观察.中国中医骨伤科杂志,1998,6(6):41～42]

(3)舒俊验方

药物组成:女贞子30g,菟丝子30g,熟地30g,枸杞子20g,山药20g,补骨脂20g,黄芪15g,龟板30g,骨碎补20g,鹿角霜15g。

功效:补肾壮骨,益髓填精。

主治:骨质疏松症肾虚精衰型。

加减:偏于肾阳虚者加入补肾阳的药物如杜仲、附子、肉桂等,偏于肾阴虚者加入补肾阴的药物如山萸肉等。

[舒俊.补肾益精方加减治疗骨质疏松症50例疗效观察.职业卫生与病伤,2005,20(2):143～144]

大医有话说

中医理论认为,肾为先天之本,主骨,生髓,溢养骨骼。若肾虚精衰,骨髓空虚,骨不得养,势必产生骨弱,影响肾的作强功能,出现以伎巧不灵、腰膝痿软、腰胯疼痛为主的见症。以上三方均以补肾填精壮骨为主,但又各有特点。叶安娜验方是根据骨质疏松症发病机制而设,以补肾为主,补气血虚为辅。方中选用骨碎补、淫羊藿、枸杞子、杜仲温肾壮阳,壮腰健骨;熟地黄、党参补气血;山茱萸补肾阴。诸药合用,具补肾壮骨增髓的功效。经临床观察,用该方治疗骨质疏松症后,肾虚症状明显改善,骨密度测定结果亦表明它可促进钙的吸收,使腰椎的骨密度较治疗前有明显的升高。齐振熙验方以川续断、菟丝子、骨碎补、补骨脂温肾壮阳,强骨壮筋;以龟胶、山茱萸、枸杞、女贞子滋阴养肾,益精增髓;以怀山药、茯苓健脾益肾;并辅以生龙齿、生牡蛎平肝潜阳,安神固涩精气,兼补钙质。诸药合用共奏补肾益精、壮骨强筋增髓之效。舒俊验方中女贞子、菟丝子、枸杞子、补骨脂、龟板、鹿角霜补肾壮骨,益髓填精;熟地、骨碎补滋阴养血,补肝益肾,养精润燥,强精壮骨;黄芪、山药补气益脾。诸药合用,共同达到补肾壮骨、益髓填精、滋阴养血、补气健脾的功效。

大医之法四:补益肝肾方

搜索

(1)石印玉验方

药物组成:炙黄芪18g,当归9g,川芎9g,续断12g,狗脊12g,骨碎补15g,杜仲12g,黄精12g,何首乌9g,川牛膝15g,石斛12g,黄柏9g,熟地黄9g,鹿角9g,茯苓15g,枸杞子12g,炙甘草9g,菊花3g。

功效:补益肝肾,活血通络。

主治:骨质疏松症肝肾不足型。

[沈卫东,等. 石印玉教授治疗骨质疏松症经验. 中西医结合学报,2005,3(6):489~490]

(2) 张琨验方

药物组成:杜仲20g,川续断20g,桑寄生20g,牛膝15g,枸杞20g,熟地黄20g,当归20g,补骨脂20g,黄芪20g,山药20g,茯苓15g。

功效:滋补肝肾,补髓健骨。

主治:骨质疏松症肝肾不足型。

[张琨,等. 益肾健骨汤治疗老年性骨质疏松症疗效观察. 辽宁中医杂志,2008,35(4):543~544]

大医有话说

骨质疏松症多由肝肾不足、精血不能濡养筋骨而致,故治疗用补肝肾的方法能达到强壮筋骨的目的。石印玉认为老年骨质疏松症患者,肝肾已亏,无以生化气血,无以充养骨髓,精亏髓空而百骸萎废。由于该方在补益肾精的药物中除了运用鹿角、骨碎补、杜仲等温补肾阳的药物外,还加用何首乌、石斛、枸杞子、黄精、黄柏、菊花等养阴为主的药物,故对于"阳不足,阴亦亏"的患者,该方能平补阴阳,共获奇功。张琨验方中杜仲、川断、桑寄生、牛膝补肾壮筋骨,枸杞、熟地黄、当归、补骨脂填精补血滋养肝肾,黄芪、山药、茯苓健脾益气。诸药配合共收滋补肝肾、补髓健骨、健脾益气之效。

第6章 得了甲亢，应该怎么办

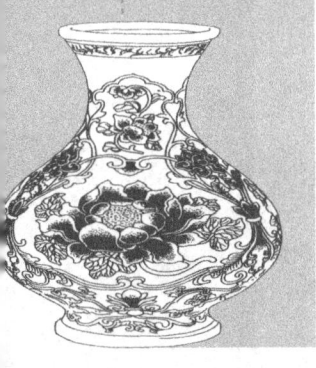

甲状腺功能亢进症（简称甲亢）是指甲状腺功能增高、分泌过多的甲状腺激素、引起机体高代谢状态的内分泌性疾病。临床上最常见的症状有神经质、易激动、多语多动、震颤、体重下降（多伴有食欲亢进）、心悸、气短、怕热多汗和疲乏无力。最常见的体征有心动过速、脉压增大、心尖部第一心音亢进、皮肤温暖潮湿、细震颤（舌与手）、近端肌肉萎缩无力。年轻病人临床表现多典型，而老年人和小儿病例一般表现不典型。毒性弥漫性甲状腺肿是最常见的一种甲状腺功能亢进症，其典型表现由以下三联征组成：具有弥漫性甲状腺肿的甲状腺功能亢进、眼病和皮肤病变（胫前黏液性水肿）。大多数病人仅具备三联征中的一项或二项，其中胫前黏液性水肿最少见。由于甲状腺功能亢进的表现最为常见和突出，因此眼病和胫前黏液性水肿常被视为并发症。

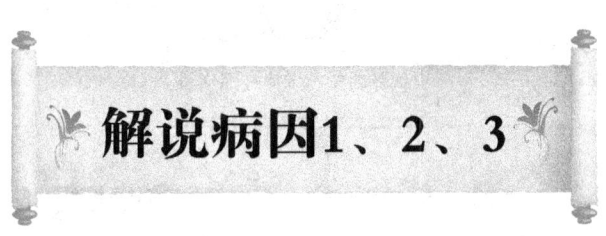

解说病因1、2、3

1. 情志所伤

长期忧郁恼怒致肝气郁结,肝失条达,气机郁滞,久则津聚痰凝,壅结颈前,气血运行不畅,血脉瘀阻,而成气郁、痰凝、血瘀之患。

2. 饮食所伤,水土失宜

饮食失调或五味偏嗜,或属于高山地区水土不服,致脾胃运化功能失调。

3. 体质因素

素体阴虚,内热伤津耗液,炼液成痰而致本病。素体阴虚之人,或产后气阴俱亏,或女子发育、哺乳期间,尤易耗伤肝经阴血,故本病以青年、中年女性较多见。

甲亢的病机,本病初起多实,其主要病理因素为气滞、肝火、痰凝,而以气郁为先;久病多虚或虚实夹杂,虚者以阴虚为主。其病位在颈前,与肝、肾、心、脾、胃关系密切(见图6-1)。

中医治病,先要辨证

1. 肝郁气滞证

胸闷善太息,情绪不宁,胁肋胀满,嗳气,妇女月经失调,舌苔薄白,脉

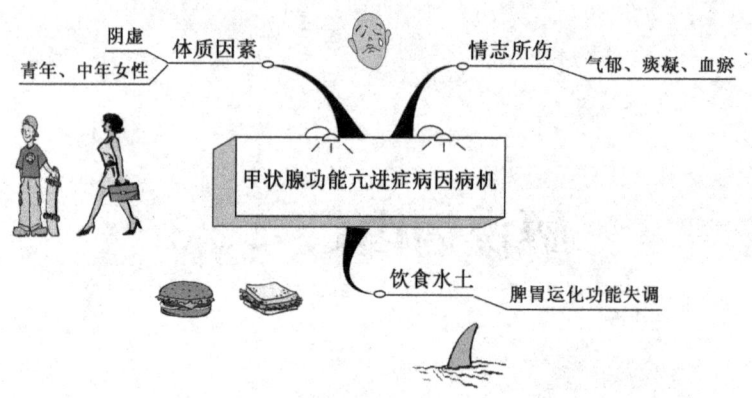

图 6-1 甲状腺功能亢进症的病因病机

弦。查：甲状腺轻度肿大。治以疏肝行气,方以柴胡疏肝散加减。

2. 肝胃郁热证

急躁易怒,烦热多汗,口干口苦,烦渴多食,便频,消瘦,舌红,苔黄,脉弦数。查：甲状腺肿大。治以清胃疏肝,方以玉女煎合四逆散加减。

3. 阴虚火旺证

形体消瘦,五心烦热,恶热多汗,口燥咽干,失眠多梦,手抖舌颤,小便短赤,大便干结,舌红少苔,脉细数。治以养阴清热,方以当归六黄汤加减。

4. 气郁痰阻证

困倦乏力,咽中如有物堵,突眼,胸闷脘痞,善太息,舌苔白腻,脉弦滑。查：甲状腺肿大。治以行气化痰,方以半夏厚朴汤加减。

5. 气阴亏虚证

神疲乏力,烦热多汗,口干咽燥,心悸气短,或兼纳呆,或兼指颤,舌红,脉细或结代。治以益气养阴,方以生脉散合补中益气汤加减。

6. 脾肾阳虚证

多见于老年性甲亢(淡漠型甲亢)患者。畏寒肢冷,倦怠乏力,纳呆便溏,表情淡漠,健忘,失眠,消瘦,舌淡,苔白,脉沉细。治以温肾健脾,方以右归丸加减(见图 6-2)。

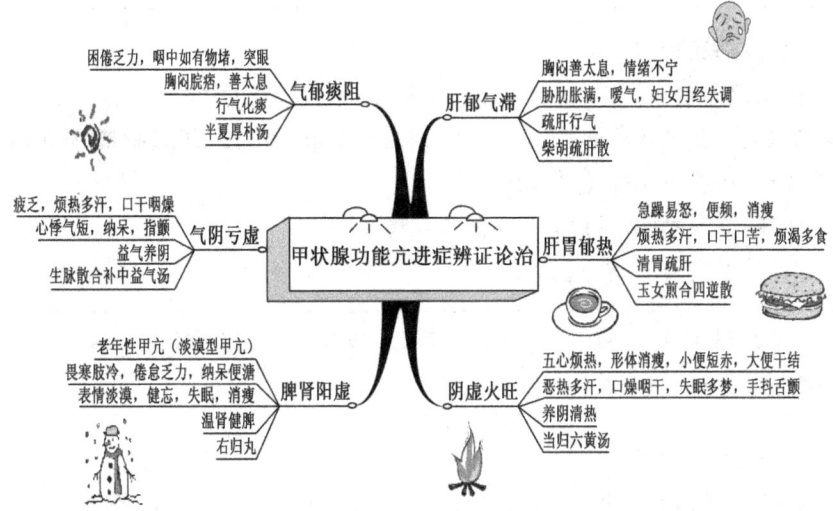

图 6-2　甲状腺功能亢进症的辨证论治

甲亢的大医之法

大医之法一:益气养阴方

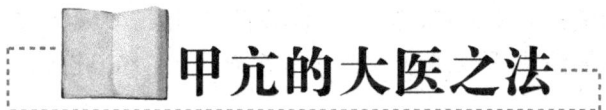

(1)夏少农验方

药物组成:黄芪 30g,党参 20g,鳖甲 15g,龟甲 12g,何首乌 15g,生地黄 15g,白芍 30g,夏枯草 30g,制香附 12g,八月札 15g,佛手 9g。

功效:益气养阴,疏气化痰。

主治:甲亢气阴两虚型。

［宗长根.夏少农治疗气阴两虚型甲状腺功能亢进症的经验.中医杂志,2007,48(3):206～207］

(2)方邦江验方

药物组成:白芍 18g,牡蛎 30g,夏枯草 30g,猫爪草 30g,钩藤 30g,沙参 25g,炙黄芪 25g,黄药子 10g,玄参 20g,麦冬 20g,生地黄 20g,制鳖甲 20g,蜣螂虫 3 枚,自然铜 15g,甘草 5g。

功效:益气养阴,柔肝理气,散结消瘿。

主治:甲亢气阴两虚型。

［方邦江,等.复方甲亢汤治疗甲状腺功能亢进症 68 例.新中医,2002,34(2):51～52］

(3)高允珊验方

药物组成:黄芪 30g,党参 20g,生地黄 15g,山药 15g,沙参 15g,麦冬 15g,夏枯草 30g,香附 10g,半夏 10g。

功效:益气养阴,化痰疏气。

主治:甲亢气阴两虚型。

加减:目突甚者加菊花、泽泻;手抖甚者加钩藤、珍珠母;怕热多汗者加元参、鳖甲育阴清热;甲状腺肿大者加白芥子、贝母;结节性肿大较硬者加三棱、莪术。

［高允珊.益气养阴法治疗甲状腺功能亢进症临床观察.广西中医药,2005,28(3):23～24］

(4)卢祖礼验方

药物组成:黄芪 30g,生牡蛎(先煎)30g,太子参 15g,生地 15g,夏枯草 15g,麦冬 12g,五味子 12g,川芎 12g,地骨皮 12g,玄参 10g,黄药子 10g,昆布 10g,海藻 10g,柏子仁 9g,陈皮 9g,甘草 6g。

功效:益气养阴,活血化瘀,化痰散结。

主治:甲亢气阴两虚型。

［卢祖礼.益气养阴法治疗难治性甲亢 1 例.时珍国医国药,2000,11(1)］

大医有话说

在临床中，甲亢属气阴两伤者并不少见。以上四方均以益气养阴为主，但各方又各有侧重。夏少农验方中黄芪、党参补中益气升阳，生津养血；鳖甲、龟甲滋阴潜阳，软坚散结；何首乌补肝肾，益精血；生地黄清热凉血，养阴生津；白芍养血敛阴，平抑肝阳；夏枯草、制香附理气散郁结；竹叶清热生津止渴；龙胆草清肝泻火。上药合用，共奏益气养阴、软坚散结、疏气化痰之功效。夏少农认为，"善补阴者，必于阳中求阴，则阴得阳升而泉源不竭"，故于养阴药中重用一味黄芪，以取"阳生阴长"、"气阴互补"之妙。方邦江验方汤中玄参、沙参、麦冬、生地黄滋阴清热；炙黄芪补中益气，可"治瘰疬、瘿瘤"（《日华子本草》）；白芍养血敛阴、平抑肝阳；钩藤清热平肝；夏枯草清肝、散结；牡蛎敛阴潜阳、止汗涩精、化痰软坚；据《本草纲目》记载："蚍蜉虫治瘿"，为必用之品。自然铜具有活血行瘀之功；鳖甲滋阴降火，软坚散结；黄药子、猫爪草消瘿散结。全方共奏益气养阴、柔肝理气、散结消瘿之功。高允珊认为，气阴两虚为甲亢的重要病机，本虚标实为其病理性质。治疗当以益气养阴，化痰疏气，消瘿散结为法。方中黄芪、党参益气扶正；麦冬、生地黄滋养心肝肾之阴；沙参滋阴清热，夏枯草散结清热；半夏、香附化痰行瘀，软坚散结。全方标本兼顾，扶正祛邪，共奏益气养阴、理气散结之效，疗效显著。卢祖礼验方中太子参、麦冬、五味子取生脉散之意气阴双补；而大剂黄芪扶正补气；生地、玄参、麦冬原旨增液，共成补气养阴之举；重用牡蛎，加之川芎、黄药子、夏枯草、海藻、昆布。诸药合用，则旨在祛瘀化痰，软坚散结。

大医之法二：活血化瘀方

搜索

（1）张鑫验方

药物组成：柴胡10g，白芍15g，茯苓10g，丹参10g，当归10g，川芎10g，白术10g，枳壳10g，厚朴10g，海藻15g，昆布15g，贝母10g，鳖甲10g，山慈姑10g，夏枯草15g，牡蛎15g，陈皮10g，甘草5g。

功效：理气活血，化痰消瘿。

主治：甲亢气郁血瘀型。

[张鑫,等.甲状腺功能亢进症治验.湖南中医杂志,2010,26(1):61~62]

(2)王学文验方

药物组成:女贞子 10g,鸡血藤 10g,百合 15g,地骨皮 10g,钩藤 15g,连翘 10g,淡竹叶 10g,生龙骨 15g,丹参 10g,贝母 10g,山慈姑 10g。

功效:平肝潜阳,活血化瘀。

主治:甲亢血瘀痰凝型。

[王学文,等.甲宁方治疗肝阳上亢、血瘀痰凝型甲状腺功能亢进症31例临床观察.天津中医药,2007,24(1):25~26]

大医有话说

中医认为,甲亢初期多实,以肝气郁结、肝脾郁结、肝火旺盛、肝胃火盛、心肝火旺型多见,治以疏肝解郁,清泄肝胃之火,兼化痰活血;中期虚实并见,以痰凝血瘀型多见,以行气化痰、活血散结为法,兼益气养阴;后期为虚中夹实,以阴虚火旺、气阴两虚型多见,治以益气养阴,兼以活血化痰散结。以上二方均有活血化瘀之疗效,但各有侧重。张鑫验方主要针对气郁痰阻血瘀型甲亢。方中柴胡、枳壳、厚朴疏肝理气;白芍、当归、川芎养血活血;牡蛎、鳖甲化痰软坚;贝母、陈皮散结行气。诸药合用,行气活血,化痰散瘀,以消瘿肿。王学文认为,本病属本虚标实之证。患者禀赋或正气不足,复因情志伤肝,肝气郁滞,郁久化热,耗伤肝阴,肝阳上亢;又因气虚、气滞、火旺等导致血瘀痰凝于颈前及眼部,形成本病。方中女贞子、鸡血藤、百合滋阴养血柔肝;生龙骨、钩藤平肝潜阳;丹参、贝母、山慈姑活血化瘀;地骨皮、连翘清热;淡竹叶导热下行,诸药合用,共奏平肝潜阳、活血化瘀之效。

大医之法三:养阴清热方

搜索

(1)许芝银验方

药物组成:黄芩 10g,夏枯草 10g,生地黄 10g,赤芍 10g,白芍 20g,五味子10g,黄连3g,麦冬10g,生牡蛎20g,南沙参10g,炙甘草6g。

功效:养阴清热,化痰散结。

主治:糖尿病肾病肝热血瘀型。

加减:心悸、失眠者加酸枣仁10g,远志10g,茯神10g;多食善饥者加生石膏30g,知母20g;手颤者加钩藤10g,珍珠母20g;眼突者加石决明10g,决明子10g;易汗者加浮小麦20g,糯稻根20g。

[魏友松.许芝银教授治疗原发性甲状腺功能亢进症的经验.福建中医药,2006,37(5):282～283]

(2)邵荣世验方

药物组成:炙鳖甲15g,炒白芍药20g,何首乌10g,嫩白薇20g,鲜生地黄12g,牡丹皮10g,广郁金10g,浙贝母10g,夏枯草15g,熟枣仁12g,夜交藤20g,浮小麦10g。

功效:养阴清热平肝,理气化痰散结。

主治:甲亢阴虚火旺型。

[宣建明,等.邵荣世论治甲状腺功能亢进症阴虚内热型思路探讨.上海中医药杂志,2005,39(11)]

大医有话说

甲亢多因长期精神抑郁,情志不遂,或卒暴恐怒,使肝失疏泄,肝气郁结,郁久"气火伤阴",致阴虚火旺,故养阴清热类方常获良好疗效。许芝银认为,传统医学治疗本病时,常选用含碘量丰富的海藻、昆布等中草药以化痰散结。但现代医学研究表明,大剂量的碘能抑制甲状腺激素的合成和释放,然而碘对甲状腺激素的抑制作用不持久,随着甲状腺对碘化物的抑制作用产生适应而出现脱逸现象,大量甲状腺激素重新释放入血,从而引起甲亢症状的复发、反跳,再用抗甲状腺药物治疗时,就会明显延长疗程,增加药量。因此该方舍弃了含碘多的中草药,这样既可避免碘剂的弊病,又能发挥中药的疗效。邵荣世在本病治疗中强调,肝郁、肝火多是甲亢的一过性表现,而阴虚火旺则是甲亢的基本病理。方中鳖甲能滋阴潜阳、软坚散结;白芍药养血敛阴、柔肝止痛、平抑肝阳;白薇清热凉血不伤阴液;何首乌、生地黄补养真阴不足;牡丹皮能泻阴中之火,使火退而阴生;香附、郁金、莪术疏肝理气、和络散结;丹参、枣仁养心安神;浙贝母、炮山甲、山慈姑、夏枯草清热化痰、软坚散结;黄芪健脾益气、扶正固本,有提高机体抗病能力、调节人体免疫之功能。在甲亢初期肝阳痰火旺盛为主时,不宜用黄芪,以防助火伤阴,宜于中后期时使用。

大医之法四:疏肝健脾方

搜索

(1)吴正平验方

药物组成:玄参15g,生地15g,浙贝15g,白芍15g,黄芪15g,麦冬12g,莪术12g,法夏12g,党参12g,柴胡10g,黄药子10g,白术10g,猫爪草18g,陈皮5g。

功效:疏肝解郁,健脾化痰。

主治:甲亢肝郁脾虚型。

加减:甲状腺肿大明显者加白芥子、三七末(冲服);眼睛突出明显者加鸡血藤、牛膝;手抖动者加珍珠母(先煎)、钩藤;大便溏泻者加神曲、山药;失眠者,加远志、酸枣仁。

[吴正平,等.疏肝健脾汤治疗甲亢46例临床观察.四川中医,2006,24(11):65]

(2)陈荣验方

药物组成:生黄芪45g,玄参12g,青皮10g,柴胡9g,郁金10g,茯苓12g,泽泻12g,当归10g,川芎10g,赤芍10g,瓜蒌10g,半夏9g,桔梗9g,生甘草3g。

功效:疏肝解郁,健脾利水。

主治:甲亢肝郁脾虚湿盛型。

[吴伟,等.陈荣教授甲亢平消汤治疗甲状腺疾病经验三则.实用中医内科杂志,2010,24(8):5~6]

(3)许维丹验方

药物组成:白芍10g,香附10g,白术12g,黄连6g,党参15g,茯苓10g,陈皮6g,白扁豆10g,砂仁3g,甘草6g,车前子20g,葛根10g,木香10g,生麦芽15g,炒麦芽15g,夏枯草10g,浙贝母15g。

功效：泻木益土，利湿止泻。

主治：甲亢肝郁脾虚湿盛型。

加减：若烦躁易怒者，加黄芩、龙胆草等；心悸、胸闷、气短、多汗明显者，加瓜蒌、石菖蒲、五味子等；腹痛腹胀明显者，加九香虫、甘松、厚朴等；夜寐不安者，加夜交藤、龙眼肉等。

[许维丹．益脾宁肝汤治疗甲状腺功能亢进伴腹泻35例．广西中医药，2003，26(1)：22]

大医有话说

气郁化火，炼液为痰，痰气交阻于颈前，则发为瘿肿；痰气凝聚于目，则眼球突出。以上三方均为疏肝健脾类方，通过疏肝解郁，健脾益气，发挥调畅情志、化痰散结之效，但三方又各有不同。吴正平验方中玄参、生地清热凉血，养阴生津，解毒散结；猫爪草、黄药子清热解毒，散结消瘿；麦冬清热利湿；柴胡疏肝解郁，升举阳气；黄芪、党参健脾益气，且发挥调畅情志之效；白术健脾祛湿，使运化有常，气血有源；浙贝化痰润肺；陈皮、法夏理气和胃。诸药合用，扶正与祛邪并用，相得益彰，切中病机证候。陈荣认为，本病以肝郁为本，治疗应侧重疏肝。肿块表面光滑，质地柔软，按之不痛，属气郁痰阻，病在气分。脾虚不能运化，水湿泛于四末，故发溢饮。许维丹验方中青皮、柴胡、郁金、川芎疏肝理气；生黄芪、茯苓、泽泻健脾利水，标本兼治，疏补兼施；配当归、赤芍、玄参、瓜蒌、桔梗、半夏消肿散结之要药，去夏枯草之苦寒，使病者肝气得疏，脾气得运，气机运行顺畅，津液输布正常。方以党参、白术、炙甘草甘温补脾益气，白扁豆甘平缓补脾胃，厚肠止泻，诸甘药相须为用，补脾益气之力益彰。又以茯苓、车前子甘淡渗湿健脾，利小便以实大便，与燥湿之白术、黄连共奏健脾祛湿止泻之功。然脾胃喜通而恶滞，而补气之品易碍胃，故以芳香之砂仁、陈皮理气醒脾，化湿和胃。另佐生麦芽、炒麦芽、香附消食健脾疏肝，葛根升提阳明清气以复其本位，木香善和脾气，疏肝气，泄肺气，畅利三焦，整肠止泻。此外，本方重用白芍滋脾柔肝，缓急止痛，与诸药共达健脾疏肝、利湿止泻之效。最后，借夏枯草、浙贝母化痰软坚以散结。

第7章 甲减作怪，名医帮你收了它

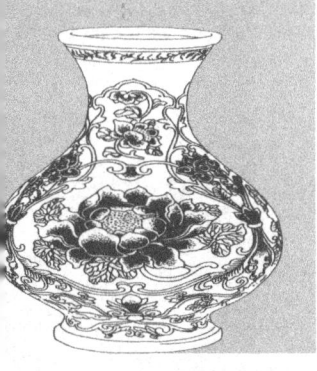

　　甲状腺功能减退症（简称甲减），是由于甲状腺激素合成及分泌减少，或其生理效应不足所致机体代谢降低的一种疾病。甲减轻者有乏力、怕冷、腹胀、便秘、嗜睡、月经过多；重者出现黏液性水肿，表现为眼睑浮肿、鼻宽大、唇舌肥厚、皮肤干燥角化、毛发稀疏干黄、眉毛外侧1／3脱落、声音低粗、心率缓慢、不可凹性水肿。另有部分甲减症状的患者有胃酸缺乏、溢乳、贫血、多浆膜腔积液、高胆固醇血症、动脉硬化、高血压和冠心病。严重者在感染、寒冷、手术、麻醉及应用镇静剂时，可出现黏液性水肿昏迷，表现为体温低、低血压、呼吸浅慢、心率缓慢、低氧血症，甚至危及生命。本病临床上并不少见，各年龄均可发病，以中老年妇女多见。按其病因分为原发性甲减、继发性甲减及周围性甲减三类，临床上以原发性甲减常见。

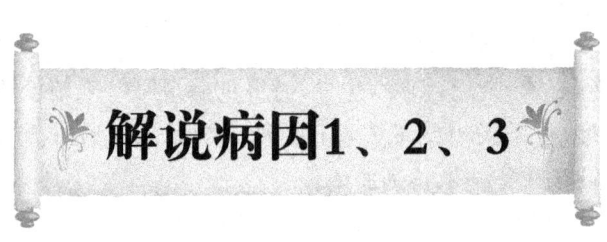

1. 饮食不节

饥饱失常或过食生冷,寒积胃脘,损伤脾阳,化源匮乏,而致本病。

2. 体质因素

先天不足或后天失养,水谷精微不能输布五脏,脾肾亏虚而发病。

3. 失治或误治

久病未医或新疾误医,用药不当,苦寒太过,吐泻失度,损伤脾胃阳气。

4. 烦劳过度

过度劳累,房事不节,纵情纵欲,损伤肾阳,命门火衰而致本病。

甲减的病机,主要在于肾阳气亏虚,脏腑功能衰弱。脾为后天之本,脾气不足,则化源匮乏,五脏之精华失却充养。肾失所藏,肾虚阳衰,脾失温煦,脾阳更虚,运化失司,水湿内停,形成脾肾阳虚之证,肾虚水泛,水气凌心,出现心阳虚衰证,阳气不足,水谷精微不能禀阳气而化生气血,终至气血双亏,阴阳两虚。

中医治病,先要辨证

1. 肾阳虚证

畏寒,面色㿠白,腰膝酸冷,小便清长或遗尿,浮肿以腰以下为甚,阳痿滑精,女子带下清冷,宫寒不孕,舌淡苔白,尺脉沉细或沉迟。治以温肾助阳,方以右归丸加减。

2. 心肾阳虚证

形寒肢冷,心悸,胸闷,怕冷,汗少,身倦欲寐,浮肿,表情淡漠,女性月经不调,男性阳痿,舌质淡暗或青紫,苔白,脉迟缓微沉。治以温补心肾,利水消肿,方以真武汤合苓桂术甘汤加减。

3. 脾肾阳虚证

神疲乏力,畏寒肢冷,记忆力减退,头晕目眩,耳鸣耳聋,毛发干燥易落,面色苍白,少气懒言,厌食腹胀,纳减便秘,男子可见遗精阳痿,女子月经量少,舌淡胖有齿痕,苔白,脉弱沉迟。治以温补脾肾,方以右归丸和附子理中汤加减。

4. 心脾两虚证

肢倦神疲,面色少华,皮肤干燥,饮食无味,多梦易醒,健忘心悸,头晕目眩。女性月经量少或闭经,舌质淡,苔薄,脉细弱。治以补养心脾,以生气血,方以归脾汤加味。

5. 气血亏虚,气滞血瘀证

心慌气短,神疲乏力,月经延迟、量少色紫,劳作汗出,大便或溏或干,面色少华,舌胖色淡,脉细濡。治以补气养血,理气散结,方以补中益气汤加减。

6. 肝肾阴虚证

禀赋素弱,因劳倦内伤或七情不和,而致精血虚衰。症见怕热,口干舌燥,耳鸣,失眠多梦,视物模糊,舌红少津,苔薄黄,脉细数。治以温肾益气,滋阴平肝,方以右归饮加味。

7. 痰瘀互结证

面色蜡黄,皮肤甲错,非指凹性浮肿,感觉迟钝,表情痴呆,形体肥胖,纳呆泛恶,呕吐清涎,舌质黯红,舌苔白腻,脉涩或滑。治以活血通络,温化痰浊,方以桃红四物汤合温胆汤。

8. 阴阳两虚证

畏寒蜷卧,腰膝酸冷,小便清长或遗尿,大便干结,口干咽燥,但喜热饮,眩晕耳鸣,视物模糊、男子阳痿、遗精滑精,女子不孕、带下量多,舌质淡红,舌体胖大,舌苔薄白,尺脉弱。治以温肾滋阴,调补阴阳,方以金匮肾气丸加味。

甲减的大医之法

大医之法一:温肾助阳健脾益气方

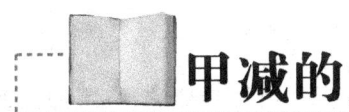
搜索

(1)田涛验方

药物组成:在服用左甲状腺素片的基础上加用:肉桂3g,制附片3g,杜仲10g,山茱萸10g,菟丝子10g,熟地10g,枸杞10g,当归10g,山药10g,黄芪10g,炒白术10g,陈皮10g,枳壳5g,鹿角胶10g。

功效:温肾助阳,补气健脾。

主治:甲减脾肾阳虚型。

[田涛,等.中西医结合治疗原发性甲状腺功能减退症30例.实用中医药杂志,2006,22(11):698]

(2)欧阳雪琴验方

药物组成:在服用左甲状腺素片的基础上加用:人参15g,干姜(炙)10g,甘草10g,白术15g,干地黄20g,山药15g,山茱萸15g,泽泻15g,土茯苓20g,丹皮15g,桂枝15g,肉苁蓉20g,仙灵脾15g。

功效:温肾助阳,健脾益气。

主治:甲减脾肾阳虚型。

加减:气虚明显者加黄芪;血瘀者加红花、泽兰;下肢浮肿严重者加薏苡仁、白茅根。

[欧阳雪琴,等.中西医结合治疗甲状腺功能减退症临床观察.世界中西医结合杂志,2009,4(12):881～883]

(3)封赛红验方

药物组成:肉桂6g,熟地黄15g,仙茅10g,菟丝子10g,仙灵脾10g,巴戟天10g,川芎10g,黄芪30g,党参20g,白术10g,茯苓10g。

功效:温补肾阳,益气健脾。

主治:甲减脾肾阳虚型。

加减:阳虚畏寒明显者,加制附子10g;性功能衰退者,加巴戟天10g,阳起石10g;脾虚泄泻者,加补骨脂15g,干姜10g;阳虚水泛、眼睑面颊虚肿、踝部呈非凹陷性水肿者,加猪苓15g,泽泻15g,麻黄10g。

[封赛红.温肾填精方治疗甲状腺功能减退症36例.江西中医药,2009,40(2):60～61]

大医有话说

中医认为,本病主要病机为脾肾阳气不足,脏腑功能衰减。脾气虚弱,化源不足,肾失所藏,肾虚阳衰,脾失温煦,脾阳更虚,运化失职,水湿停留,形成脾肾两虚。以上三方均为温肾助阳健脾益气类方,并取得了良好疗效。田涛验方中肉桂温肾阳,制附片补脾阳,杜仲、山茱萸、菟丝子、鹿角胶补肾气,熟地、枸杞、当归填肾精,滋阴以助阳,山药脾肾双补,黄芪、白术补气,陈皮、枳壳理气。全方温肾助阳、补气健脾,以改善甲状腺细胞功能,使其分泌激素增加,从而改善甲状腺功能。中西药合用,还可减少左甲状腺素片的剂量,增强靶器官对其的敏感性。欧阳雪琴认为,在西药基础上联合中医治疗,用人参、白术、甘草益气健脾,燥湿和中;干地黄、山药、山茱萸补肝脾肾且益精血;干姜温中祛寒;桂枝、肉苁蓉、仙灵脾温补肾中之阳,意在微微生长之火以生肾气,其目的在于"益火之源,以消阴翳"。泽泻、茯苓利水渗湿。以上配伍意在"阴中求阳",正如《景岳全书》曰:"善补阳者,必于阴中求阳,则得阴助而生化无穷。"封赛红验方中肉桂、熟地黄温肾阳、填肾精,为君药,阴中求阳,使元阳归原;仙茅、仙灵脾、菟丝子、巴戟天补肾壮阳;党参、黄芪、白术、茯苓健脾益气升阳,并可利水消肿,调节免疫机能;川芎为血中之气药,有上行走窜、引导诸药直达病所之功。诸药配合,重在温阳益气活血,能促进机体新陈代谢,降低血液黏稠度,改善微循环。

大医之法二:温补脾肾化气行水方

搜索

(1)唐汉钧验方

药物组成:炙黄芪30g,太子参30g,白术15g,茯苓15g,黄精15g,陈皮10g,姜半夏10g,苏梗10g,升麻10g,山萸肉15g,肉苁蓉15g,仙灵脾15g,灵芝15g,野赤豆10g,防己10g,牛膝10g,红枣20g,炙甘草6g。

功效:益气化湿,温补脾肾。

主治:甲减脾肾阳虚型。

[孙健.唐汉钧脏腑辨证治疗外科疾病举隅.上海中医药杂志,2005,39(11):41~42]

(2)孟昱验方

药物组成:制附子10g,肉桂10g,生地15g,炒山药15g,山萸肉10g,泽泻10g,云苓12g,丹皮10g,党参15g,生芪30g,白术10g,川牛膝10g,木香10g,川朴10g,干姜6g,车前子30g(包),大腹皮30g,甘草10g。

功效:温补脾肾,化气行水。

主治:甲减脾肾阳虚型。

[孟昱,等.甲状腺功能减退所致腹水的中药治疗.四川中医,2001,19(8):44]

大医有话说

阳气虚衰,无以温化水湿,水无去路,浮溢肌肤,故全身浮肿。以上二方均为温补脾肾化气行水类方,符合本病脾肾阳虚为本、邪实为标的特征。唐汉钧验方以生黄芪、太子参、白术、茯苓、升麻、山萸肉、肉苁蓉、仙灵脾、黄精健脾温肾为主,同时陈皮、姜半夏、苏梗、野赤豆、防己、木香、藿香、蔻仁、茯苓等行气化湿消肿,以求标本同治。孟昱认为,肾为水火之脏,缘阴阳互根之理,善补阳者,必以阴中求阳,则生化无穷。故用六味地黄丸滋补肾阴;用附子、肉桂温补肾阳,两相配合则能补水中之火,温肾中之阳气;党参、黄芪、白术、茯苓健脾补气;大腹皮、木瓜、车前子利水去湿,通利小便;木香、川朴、大腹皮理气,气行则水行;生姜温散水寒之气;牛膝引药下行,直趋下焦,强壮腰膝。诸药合用,共奏温补脾肾、化气行水之效。该方对甲状腺功能减退性腹水具有较显著疗效。

大医之法三:益气温阳活血方

搜索

(1)徐小萍验方

药物组成:制附子6g,党参15g,黄芪20g,茯苓20g,白术12g,甘草5g,淫羊藿10g,熟地黄15g,丹参10g。

功效:益气温阳,活血通络。

主治:甲减气虚阳衰血瘀型。

加减:阳虚甚者,加肉桂、鹿角胶、细辛;阳虚水泛者,加泽泻、薏苡仁等;水气凌心射肺者,加葶苈子、泽泻等;气虚甚者,加太子参、五味子;瘀血明显者,加莪术、桃仁、红花等。

[徐小萍.益气温阳活血法治疗甲状腺功能减退症60例.湖北中医学院学报,2002,4(4):32～32]

(2)李莉验方

药物组成:肉桂(后下)6g,制附子(先煎)10g,山萸肉10g,牛膝10g,泽泻10g,巴戟10g,甘草10g,车前子(包煎)10g,干姜10g,茯苓15g,当归15g,山药20g,大云20g,熟地24g,黄芪30g。同时服用通心络胶囊(石家庄以岭药业股份有限公司生产)。

功效:温阳化气,调血通络。

主治:甲减心脾肾阳虚型。

[李莉,等.温阳与通络并用治疗甲状腺功能减退症33例.陕西中医,2008,29(5):546～547]

大医有话说

临床上,乏力、畏寒、倦怠、纳差、便秘等症出现频率较高,此皆为气虚阳虚之候,说明甲减病机多为气虚阳衰。阳虚无以运血,血流缓慢,则可出现瘀血之兆。以上两方均从益气温阳活血立法,但侧重不同。徐小萍验方中,制附子温补肾阳;熟地黄滋阴养液,体现"阴中求阳"之道;黄芪、茯苓、白术等理气活血。诸药合用,共奏温阳活血功效。徐小萍强调,中药治疗甲减并非通过类似甲状腺激素的直接作用,而是通过调节整体、改善甲状腺本身的功能而起作用。其不同于激素的替代作用,具有调整机体免疫功能的作用。对于甲状腺功能减退症,轻者可单纯使用中医药治疗;而对病情相对较重者,运用中西医结合治疗,不仅能较快改善甲减的临床症状,而且有望减少甲状腺激素的替代量。李莉验方意在"益火之源,以消阴翳",通心络意在祛瘀生新,从而达到承制调平、阴平阳秘的效果。《名医方论》柯琴曰:"肾以气为主,肾得气而土自生也,则脾胃因虚寒而致病者固痊。"即该方可通过补肾气而补脾,脾肾双补。通心络则通过益气活血通络,承制调平,激发机体自身内源性适应保护机制的启动,通过改变受损部位结构形态及功能而提高对损伤环境的自适应能力和耐受性,同时具有自调节,自修复,自稳态,恢复机体内平衡机制,从而达到了"阴平阳秘"。

大医之法四:补肾填精方

搜索

(1)梁军验方

药物组成:何首乌 50g,黄芪 30g,熟地黄 25g,仙灵脾 10g,菟丝子 10g,仙茅 10g,肉桂 10g,党参 20g。

功效:温肾填精,益气健脾。

主治:甲减肾虚精衰型。

加减:若阳虚畏寒明显者,加附子 10g;若性功能衰退者,可加巴戟天 10g,阳起石 10g;若脾虚泄泻者,加补骨脂 15g,白术 15g;兼有浮肿者,可酌加泽泻 15g,茯苓 15g;兼大便秘结者,则配肉苁蓉 10g,并以生地黄易熟地滋阴润下;若颈部有瘿瘤者,可加牡蛎、浙贝母、玄参各 20g。

[梁军,等.补肾填精方治疗甲状腺功能减退症126例.中国中医药科技,2001,8(4):210]

(2)梁苹茂验方

药物组成:紫河车15g,阿胶(烊化)15g,沙苑子15g,菟丝子20g,肉苁蓉20g,黄芪30g。

功效:益肾填精,滋阴温阳。

主治:甲减肾虚精衰型。

[梁苹茂,等.原发性甲状腺功能减退症辨治体会.新中医,2007,39(6):96]

大医有话说

甲减患者虽表现出一派阳虚的征象,但实质是"无阴则阳无以生"的病理表现。故宗张景岳"有气因精而虚者,自当补精以化气,故善补阳者,必于阴中求阳,则阳得阴助而生化无穷"之旨,以上二方均滋肾填精以复其阳。梁军验方中重用何首乌、熟地黄以补肾填精益髓,配菟丝子、肉桂温补肾阳,发挥阴阳双补之效,这对甲减后期阴阳两虚者尤为合拍。其中肉桂还可温煦阳气,鼓舞气血生长以助黄芪等药的补气之功,同时又可防止熟地黄滋腻太过。此法此方是依据甲减的病理基础而确定,通过调整机体的整体功能,从根本上改善甲状腺本身的分泌功能,提高体内甲状腺激素的水平,在全身发挥其生理作用。梁苹茂验方中紫河车、阿胶滋肾益精;菟丝子、肉苁蓉、沙苑子温肾助阳;黄芪大补元气。诸药共奏滋阴益阳之功效。经临床观察,该方可使部分桥本氏病患者抗体滴度降低。桥本氏病T3、T4正常阶段、或甲减和亚临床甲减阶段,或桥本氏病甲亢阶段,只要辨证属肾阳不足者均可运用该方。

大医之法五:疏肝健脾方

搜索

(1)贾春容验方

药物组成:黄芪15g,党参12g,白术10g,茯苓10g,郁金10g,元胡10g,

陈皮 9g,木香 9g,厚朴 9g,鸡内金 9g,白芍 9g,夜交藤 9g,甘草 6g。

功效:健脾和胃,疏肝解郁。

主治:甲减肝郁脾虚型。

[贾春容.健脾疏肝法治疗甲状腺功能减退症 26 例.浙江中医杂志,2005,40(5):201]

(2)方立曙验方

药物组成:在服用左甲状腺素片的基础上加用:柴胡 10g,当归 10g,白芍 10g,白术 10g,茯苓 10g,生甘草 10g,郁金 10g,川芎 10g,小青皮 10g。

功效:疏肝健脾,活血通络。

主治:甲减肝郁脾虚型。

加减:颈部不适,甲状腺肿大者,加生牡蛎 20g,黄药子、制半夏、浙贝各 10g;神疲乏力者,加党参 10g,生黄芪 15g;怕冷者,加制附子 15g,仙灵脾 10g。

[方立曙,等.疏肝健脾活血法治疗亚临床甲状腺功能减退 28 例——附单用优甲乐治疗 24 例对照.浙江中医杂志,2004,39(9):385]

大医有话说

甲状腺功能减退症属于中医"虚劳"范畴,通常认为是脏腑元阳虚损、机能衰退、精血化生不足所致。但有学者发现,临床上许多脾虚肝郁型的患者,平素脾胃虚弱,且肝木横克脾土,故出现一系列脾失运化,胃失受纳之征;肝气郁结,郁滞不通,则见循经部位、胁肋部出现胀痛或窜痛;气血生化无源,机体失去濡养,故而面色㿠白,神疲乏力,记忆力下降,睡眠差。故以上两方以疏肝解郁为法,调理脏腑气机,亦取得良好疗效。贾春容验方中黄芪、党参健脾益气为君药;郁金、元胡疏肝解郁为臣药;白术、茯苓健脾化湿,陈皮、木香、厚朴、鸡内金和胃理气消食,白芍柔肝疏肝,夜交藤养血安神共为佐药;甘草调和药性为使药。全方共奏益气健脾、疏肝解郁之效。方立曙验方对亚临床甲减疗效明显,方中柴胡、白术、茯苓、郁金、甘草、小青皮疏肝解郁,白芍、川芎、当归活血通络。方立曙认为亚临床甲减中医辨证属肝郁脾虚,气血不畅或瘀滞,治当以疏肝健脾活血为法。并通过临床观察得出,以优甲乐配合疏肝健脾活血中药治疗,较单以优甲乐的替代治疗,疗效更为理想。

第8章 莫担心,甲状腺结节没那么可怕

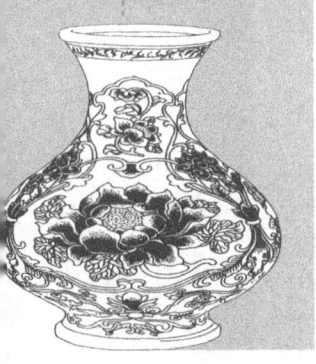

甲状腺结节是一种非常常见的疾病,特别是在中年女性中较多见。临床上有多种甲状腺疾病,如甲状腺退行性变、炎症、自身免疫以及新生物等都可以表现为结节。其中,单纯性甲状腺肿为引起结节性甲状腺肿最常见的病因。病史一般较长,往往在不知不觉中渐渐长大,而于检查时偶然被发现。结节是腺体在增生和代偿过程中发展而成的,大多数呈多结节性甲状腺肿,少数为单个结节性。甲状腺结节分良性及恶性两大类,良性结节占绝大多数,恶性结节不足1%。多发结节比单发结节的发病率高,但单发结节甲状腺癌的发生率较高。临床上早期认识甲状腺结节的性质,特别是区分其为良性或是恶性病变,对治疗方案的选择、预后等具有重要的意义。

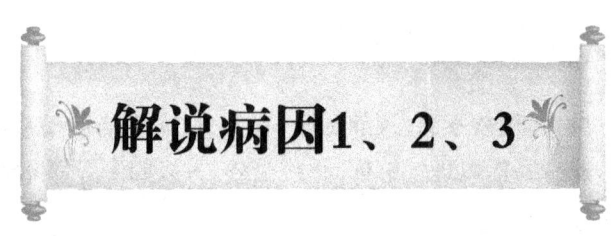

解说病因1、2、3

1. 情志内伤

由于长期郁忿恼怒或忧思郁虑，使气机郁滞，肝气失于条达，则津液易于凝聚成痰，气滞痰凝，壅结颈前，形成瘿病。痰气凝滞日久，使血液的运行亦受到障碍而产生血行瘀滞，则可致瘿肿乃至结节。正如《济生方·瘿瘤论治》说："夫瘿瘤者，多由喜怒不节，忧思过度，而成斯疾焉。大抵人之气血，循环一身，常欲无滞留之患，调摄失宜，气凝血滞，为瘿为瘤。"

2. 饮食失调

饮食失调，一则影响脾胃功能，使脾失健运，不能运化水湿，聚而生痰；二则影响气血的正常运行，痰气瘀结颈前，发为瘿瘤。

3. 水土失宜

《养生方》云："诸山水黑土中出泉流者，不可久居，常食令人作瘿病，动气增患。"因居位高山地区，易感受山岚瘴气，或久饮沙水，而使瘴气及沙水入脉中，搏结颈下而成瘿瘤。

甲状腺结节的病机，主要在于外感六邪，致营卫气血凝滞，搏结于颈部；或七情内伤，忧思郁怒，痰浊凝结；或山岚水气之冷毒致囊如瘿。由于七情内伤及水土因素，致使气机不畅，气郁痰浊上逆，气、痰、瘀三者壅结于颈前，则肿大为瘿。

中医治病，先要辨证

1. 气郁痰阻证

颈前正中肿大，质软不痛，颈部觉胀，喜太息，病情的波动常与情志因素有关，苔薄白，脉弦。治以理气解郁，化痰消瘿，方以四海舒郁丸加减。

2. 痰结血瘀证

颈前肿块按之较硬或有结节，经久未消，苔薄白或白腻，脉弦或涩。治以理气活血，化痰消瘿，方以海藻玉壶汤加减。

3. 肝火旺盛证

颈前结节柔软，光滑，烦热，易出汗，性情急躁易怒，眼球突出，手指颤抖，面部烘热，口苦，舌质红，苔薄黄，脉弦数。治以清肝泻火，健脾益气，方以栀子清肝汤合藻药散加减。

4. 心肝阴虚证

瘿肿质软，病起较缓，心悸不宁，心烦少寐，易出汗，手指颤动，眼干，目眩，倦怠乏力，舌质红，舌体颤动，脉弦细数。治以滋阴柔肝，养心安神，方以天王补心丹加减。

甲状腺结节的大医之法

大医之法一：理气活血方

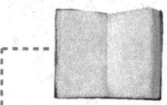

（1）姜兆俊验方

药物组成：海藻15～30g，昆布30g，生牡蛎30g，夏枯草15g，赤芍15g，黄药子 10～15g,柴胡 10g,川芎 10g,三棱 10g,莪术 10g,香附 10g,浙贝母 10g,半夏 10g,山慈姑 6g。

功效:理气活血,化痰软坚。

主治:甲状腺结节气滞血瘀痰凝型。

加减:急躁易怒者,加山栀子 6g,郁金 10g;憋气者,加苏子 10g;咽干者,加元参 10g;肿块突然增大而胀痛者,加三七粉 3g(分 2 次冲);肿块较硬者,原方浙贝母改土贝母 10g,另加山甲珠 10g;有肝病者,原方减黄药子。

[姜兆俊.消瘿汤为主治疗甲状腺瘤 50 例.山东中医学院学报,1989,13(5):51～52]

(2)程益春验方

药物组成:川芎 9g,红花 12g,莪术 12g,山栀子 12g,白芥子 9g,浙贝 30g。

功效:行气活血,化痰散结。

主治:甲状腺结节痰瘀互结型。

[马金鹏.程益春教授治疗甲状腺肿、结节、肿瘤经验选萃.中医药学刊,2004,22(6):988～989]

大医有话说

中医认为,本病多由忧思郁怒,肝气郁结,气滞血瘀;肝旺侮土,脾失健运,湿痰内生。气滞血瘀与湿痰互结为块,循经络结于颈前而成。以上二方均据此气滞血瘀痰凝的特点,在辨证与辨病相结合的基础上,共为理气活血化痰类方。姜兆俊验方中海藻、昆布、生牡蛎、夏枯草、黄药子等化痰软坚,散结消瘿,且海藻、昆布含有碘化合物,可促进病理产物和渗出物之吸收,并可补碘之不足;柴胡、川芎、赤芍、三棱、莪术、香附理气开郁,活血化瘀,以达气血调和,肿块消散。程益春认为,本病病因病机不外乎气、瘀、痰、火四端。对于痰瘀互结型甲状腺结节,他常采用川芎、红花、莪术等药物。该方中川芎、红花、莪术行气活血,山栀子清热凉血,白芥子利气豁痰,浙贝母清热化痰,散结解毒。全方共奏行气活血、化痰散结功效。

大医之法二：健脾化痰方

搜索

(1)唐汉钧验方

药物组成：党参12g,白术15g,茯苓10g,红枣12g,柴胡10g,制香附10g,广郁金15g,玄参10g,山慈姑10g,贝母10g,海藻10g,吴茱萸15g,仙灵脾15g,菊花9g,黄芩9g,夏枯草9g,生甘草6g。

功效：健脾理气,化痰散结。

主治：甲状腺结节脾虚痰凝型。

[肖秀丽,等.唐汉钧教授治疗甲状腺结节经验撷菁.天津中医药,2009,26(3):180~181]

(2)陈如泉验方

药物组成：柴胡12g,蜈螂虫6g,王不留行15g,穿山甲15g,石见穿15g,郁金10g,制香附10g,青皮10g,瓜蒌皮15g,鬼箭羽10g,夏枯草15g,牡蛎20g。

功效：健脾化痰,活血化瘀。

主治：甲状腺结节脾虚气滞痰凝型。

[王志兴,等.陈如泉诊治结节性甲状腺疾病的经验.中医杂志,2002,43(8):574~575]

大医有话说

脾虚则水液运行失常,日久聚而为痰,痰阻气机,气滞又引起血瘀,日久痰瘀焦灼,结于颈前而成结节。故脾胃在甲状腺疾病的发生中占有重要地位,在治疗中应重视顾护脾胃。以上二方均为健脾化痰类方,并取得良好的临床疗效。唐汉钧认为,对于甲状腺腺瘤、囊肿、结节性甲状腺肿等无明显自觉症状的患者,应以理气化痰、软坚消瘿法治之。方中香附、郁金、柴胡等理气疏肝,抑木扶土;海藻、贝母等软坚散结;健脾取法于四君子汤,用党参、白术、茯苓、红枣等;山茱萸、仙灵脾等补肾扶正。诸药合用,攻补兼施,临证每收良效。陈如泉认为,瘿病病位居上,且久病气血周流不畅,故普通药物难达病所,此时加用虫类药物,如蛴螬虫、红娘虫、蜈蚣等,一可入络引经;一可活血消肿,能大大增加疗效。另外,本病初期以气血痰瘀滞为主,邪郁日久则可从热化火,若火郁甚者则宜清热解毒,药用白花蛇舌草、板蓝根、重楼、白头翁、山慈姑、野荞麦根等。临床观察也证实,用健脾化痰、活血化瘀配合清热类药物可明显提高结节性甲状腺疾病的治疗效果。此外,陈教授喜用民间草药,在治疗本病时就喜用具有化瘀通络的鬼箭羽,清热解毒散结的石见穿和猫爪草等药,配合他药应用,亦收到良好疗效。

大医之法三:疏肝理气,活血化痰方

搜索

(1)吕绍光验方

药物组成:橘核 15g,路路通 15g,小茴香 10g,三棱 10g,莪术 10g,红藤 15g,丹参 15g,王不留行 15g,当归 10g,皂角刺 15g,浙贝母 10g,白花蛇舌草 15g,重楼 10g。

功效:疏肝理气,活血化瘀。

主治:甲状腺结节肝旺痰郁血滞型。

[李红,等.吕绍光教授应用消结合剂的临床经验.光明中医,2010,25(12):2164~2166]

(2)莫小勤验方

药物组成:在甲状腺穿刺抽液的基础上内服:柴胡 10g,苍术 10g,香附 10g,浙贝母 10g,山慈姑 10g,丹参 15g,茯苓 15g,海藻 15g,生牡蛎 30g,甘草 5g,夏枯草 15g。

功效:疏肝理气,活血散瘀。

主治:甲状腺结节肝郁痰瘀凝结型。

加减:气虚加太子参、黄芪各 15g;血虚加当归 10g,何首乌 10g;痰湿重加半夏、白芥子各 10g;气郁甚加郁金、青皮各 10g;病史久、肿块质硬难消,加三棱、莪术各 10g,瓦楞子 20g。

[莫小勤,等.穿刺抽液配合散瘿汤内服治疗甲状腺囊肿40例.广西中医药,2005,28(5):24]

大医有话说

肝主疏泄,维持气血运行,肝的疏泄功能直接影响气机调畅。若肝气郁结则肝络失宣,气滞血瘀,冲任失调,聚湿生痰,进而出现肝经循行部位的壅结肿块。以上二方均有疏肝理气、活血化瘀之功效,但各有特点。吕绍光验方中橘核、路路通、小茴香疏肝理气;三棱、莪术、红藤、丹参、王不留行、当归活血化瘀;皂角刺、浙贝母化痰散结;白花蛇舌草、重楼清热解毒。以上十三味药除了白花蛇舌草、浙贝母外,其余的药均入肝经。寒温并用,药性和缓,体现吕师用药贵在平和、重在综合的特点。莫小勤验方中柴胡、香附、白芍疏肝理气解郁;苍术、茯苓健脾渗湿;山慈菇、浙贝母、海藻、生牡蛎、夏枯草化痰软坚散结;丹参活血散瘀。其中甘草与海藻同用,能增强海藻化痰散结消瘿之效。临床随证加减,使药证更加吻合,故获良效。

大医之法四:养阴散结方

搜索

(1)简小兵验方

药物组成:法半夏15g,茯苓15g,浙贝母12g,瓜蒌皮15g,墨旱莲15g,丹参30g,田七片5g,猫爪草15g,郁金12g。

功效:滋阴降火,活血化瘀,化痰散结。

主治:甲状腺结节阴虚火旺型。

> [简小兵,等.甲1方治疗甲状腺良性结节临床观察.中国中医药信息杂志,2004,11(1):72~73]

(2)程益春验方

药物组成:生黄芪30g,鸡内金12g,鳖甲9g,牡蛎30g,连翘9g,山栀子9g,夏枯草9g,莪术9g,元参9g,生地9g。

功效:益气养阴,散结消肿。

主治:甲状腺结节气阴两虚型。

> [马金鹏.程益春教授治疗甲状腺肿、结节、肿瘤经验选萃.中医药学刊,2004,22(6):988~989]

大医有话说

　　以上二方均以滋阴散结为主要治法，但各自侧重不同。简小兵认为，甲状腺良性结节属中医"瘿病"范畴。瘿病主要由情志内伤、饮食及水土失宜等原因损伤肝脾，使气机郁滞，津凝痰聚，痰气壅结颈前所致。痰气郁结日久，则产生瘀血的病变。近年来，简小兵等通过临床观察发现，大部分瘿病病例有痰气郁结化火，火热耗伤阴精，形成阴虚火旺的病理变化。故以滋阴降火、活血化瘀、化痰散结为主要治则，多取得良好疗效。简小兵验方以墨旱莲养阴；猫爪草清热消瘿散结；法半夏、茯苓、浙贝母、瓜蒌皮化痰散结；丹参、田七、郁金活血化瘀。全方合用，养阴清热，活血化瘀，散结消瘿。该方无毒副作用，避免用药引发或加重甲亢，也可以有效地控制甲状腺结节进一步扩大。程益春以养阴散结为治法时，常采用鳖甲、牡蛎等药物；以益气散结为治法时，常采用黄芪和鸡内金配伍。程益春强调，治疗本类疾病首先要依靠现代医学手段排除恶性病变，对于一些良性肿瘤或结节，由于存在手术治疗后易复发的缺点，所以应尽可能采用中医中药治疗，发挥中医药的优势。

第9章 巧用名方，轻松拿下亚急性甲状腺炎

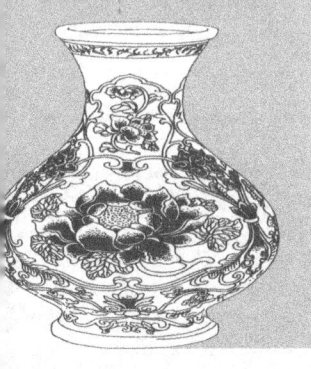

亚急性甲状腺炎又称肉芽肿性、巨细胞性或Dequatrain甲状腺炎，多见于20～50岁女性。本病发病前常有前驱症状，主要为身体发热、全身不适、咽喉疼痛、颈部胀痛，有时有流涕等其他症状。继之甲状腺有明显肿大，并有压痛，开始时仅为一侧或一侧的某部分，不久就会累及两侧，部分病人可有颈后、耳后，甚至同侧手臂的放射痛。此外，在病程早期，症状将近高峰时，患者可能有怕热、心悸、多汗等甲亢表现；进入缓解期时甲状腺肿痛逐渐减轻，患者往往有甲状腺机能减退的表现，如疲乏无力、嗜睡、畏寒喜暖、面色苍白、食欲不振、腹胀、便秘、浮肿、体重增加等。本病系自限性疾病，病程长短不一，可数星期至半年以上，一般约为2～3个月，故称亚急性甲状腺炎。病情缓解后，仍可能复发。

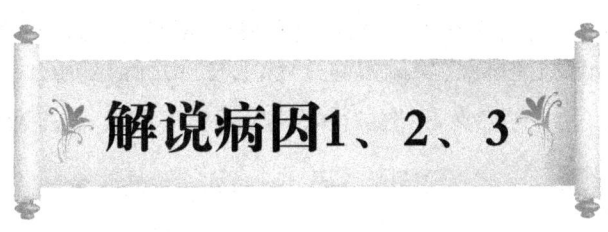

解说病因1、2、3

1. 外感邪毒

由于风热、疫毒之邪侵入肺卫,致卫表不和而见恶寒、发热、出汗、咽干而痛、周身酸楚、倦怠乏力等;风热挟痰结毒,作用于颈前,则见瘿肿而痛,结聚日久易致气血阻滞不畅,导致痰瘀毒邪互结。

2. 内伤七情

长期郁忿恼怒或忧思郁虑,使气机郁滞,气郁化火,肝火上炎,扰乱心神,可见心悸、心烦;肝阳上亢,阳亢风动,可见双手颤抖、急躁易怒等;肝失疏泄,冲任失调,故女子可见月经不调,经量稀少等。

亚急性甲状腺炎的病机,主要由于温热时邪外袭,气血痰浊瘀滞所致。温热时邪侵袭人体,郁于肌肤腠理,由于人体正气无力抗邪,邪毒深入,使少阳枢机不利,胃气失于和降,三焦气化失职,痰浊停聚内生,邪热煎熬津液,痰浊内生,随少阳经肝气上犯,郁结于颈部,或素有脾虚痰蕴,又因情志内伤,肝气郁结不舒,更易感时邪,使气血郁滞,痰瘀互凝,搏结于颈部而成。

中医治病,先要辨证

1. 风温犯表证

发热,微恶风寒,咽干而痛,口渴喜冷饮,咳嗽,痰黏而少,头痛,周身酸楚,倦怠乏力,舌红,苔黄,脉浮数。治以疏风清热,辛凉解表,方用银翘散加减。

2. 热毒炽盛证

高热不退,汗出而热不解,恶寒甚或寒战,头身疼痛,咳嗽吐黄黏痰,咽喉肿痛,吞咽困难,颈前肿痛,转侧不利,口渴喜饮,舌红或红绛少津,苔黄或黄燥,脉弦而数。治以清热解毒,散结止痛,方用牛蒡解肌汤、清瘟败毒饮加减。

3. 肝郁化火证

颈前肿痛,结块较硬,咽喉干痛,咳嗽痰少,心悸心烦,失眠多梦,头目眩晕,双手细颤,遇恼怒而诸症加重,大便或干,舌红少苔或苔薄黄,脉弦数。治以疏肝清热,化痰消肿,方以柴胡清肝汤、龙胆泻肝汤加减。

4. 气阴两虚证

咽干或声音嘶哑,干咳,气短,瘿肿坚硬、触痛,倦怠乏力,自汗,舌淡红,苔薄,脉细或细数。治以益气养阴,消瘿散结,方以用生脉散加味。

5. 脾肾阳虚证

瘿肿痛减,或只肿不痛,倦怠乏力,喜静多寐,声音低沉,懒言,畏寒肢冷,食纳减少,毛发干枯或稀疏,肢体虚浮,性欲减退,女子月经稀少或闭经,男子阳痿,舌体胖大质淡,苔薄或薄腻,脉沉细。治以健脾益气、温肾助阳,方以金匮肾气丸、真武汤加减。

亚急性甲状腺炎的大医之法

大医之法一:清热解毒散结方

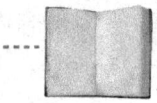

(1)方邦江验方

药物组成:甘草 5g,桔梗 10g,马勃 10g,自然铜 15g,板蓝根 20g,麦冬

20g,制鳖甲 20g,生地 20g,金银花 20g,沙参 25g,蒲公英 30g,夏枯草 30g,半枝莲 30g,蜣螂虫 3 只。

功效:清热解毒,化痰散结。

主治:亚急性甲状腺炎风热蕴结型。

[方邦江,等.中药治疗亚急性甲状腺炎的临床观察.湖北中医杂志,2002,24(1):9]

(2)李建华验方

药物组成:板蓝根 20g,马勃 10g,蝙蝠葛根 15g,牛蒡子 20g,桔梗 10g,射干 10g,牡丹皮 6g,赤芍 15g,丹参 15g,玄参 15g,甘草 10g。

功效:清热解毒,止痛消肿。

主治:亚急性甲状腺炎风热蕴结型。

[李建华,等.中药治疗亚急性甲状腺炎86例.中医杂志,2001,42(5):313]

(3)魏子孝验方

药物组成:金银花 15g,连翘 12g,板蓝根 30g,蒲公英 15g,白花蛇舌草 30g,土贝母 15g,玄参 15g,法半夏 12g,莪术 10g,葛根 15g,石菖蒲 15g,远志 10g,煅龙骨 30g,煅牡蛎 30g。

功效:清热解毒,化痰活血。

主治:亚急性甲状腺炎风热夹瘀型。

[张广德.魏子孝辨治亚急性甲状腺炎的经验.北京中医药,2010,29(8):592~593]

(4)王文验方

药物组成:柴胡 15g,黄芩 15g,法半夏 15g,夏枯草 20g,黄芪 30g,当归 15g,太子参 30g,牡蛎 30g,浙贝母 20g,郁金 15g,莪术 15g,鳖甲 15g,天葵子 15g,水蛭 10g,玄参 20g,连翘 15g,白花蛇舌草 20g,海藻 15g,炒川断 20g,灵芝 15g,制首乌 20g。

功效:清热化痰,益气活血。

主治:亚急性甲状腺炎风热夹瘀型。

加减:热甚,夏枯草加量至 30g,知母 10g,丹皮 15g;疼痛甚时,加桔梗

10g,射干10g,重楼10g。

[王文.自拟瘿瘤消汤治疗亚急性甲状腺炎18例.云南中医中药杂志,2006,27(3):79]

大医有话说

中医认为,本病或因感受风寒之邪,郁而化热;或因感受风热,郁结于上;或因温热毒邪侵犯颈咽而发病。以上四方均为清热解毒散结类方,一般用于亚急性甲状腺炎急性期能有效消肿止痛。方邦江验方中,蒲公英、板蓝根、金银花清热解毒兼利咽喉;马勃止痛解毒;桔梗、甘草泻火解毒利咽,桔梗载药上行;夏枯草、半枝莲清热散结;沙参、麦冬、生地养阴生津,扶正固本;鳖甲滋阴降火,软坚散结;蜣螂虫据《本草纲目》记载,专用治瘿;自然铜具有活血行瘀之功,《本草纲目》亦载有"消瘿"之说。全方共奏清热、解毒、滋阴、止痛、消肿、化痰、散结之功。李建华验方中板蓝根、蝙蝠葛根、射干、玄参均有清热解毒作用,甘草可清热利咽,赤芍可活血散瘀止痛,牛蒡子可散风热、解毒、消肿,牡丹皮可清热消瘀,马勃有止痛解毒之效。此方剂有清热解毒、止痛消肿、化瘀散结之功效。临床实验证明,疗效确切,无明显副作用。魏子孝验方中金银花、连翘、板蓝根、蒲公英、白花蛇舌草、葛根疏散风热,清热解毒,避秽化浊;土贝母散结毒,消痈肿;玄参滋阴降火,除烦解毒;法半夏燥湿化痰;莪术活血化瘀;石菖蒲理气活血;远志祛痰消肿;煅龙骨、煅牡蛎镇静安神。全方共奏清热解毒、化痰活血功效。王文验方中柴胡、黄芩、夏枯草、连翘、白花蛇舌草、玄参、法半夏、浙贝、天葵子清热化痰;黄芪、当归、太子参、玄参、灵芝、川断、莪术、水蛭、首乌益气活血;牡蛎、天葵子、莪术、水蛭、浙贝、鳖甲、海藻软坚散结。另据现代药理研究,柴胡具有解热止痛、疏肝散结作用;连翘具有解毒散结、调节甲状腺机能的作用。诸药合用,使亚急性甲状腺炎临床症状和体征在短期内得以消失。

大医之法二:疏肝清热方

搜索

(1)孟昱验方

药物组成:柴胡10g,郁金10g,赤芍12g,白芍12g,龙胆草15g,黄芩

10g,栀子10g,丹皮10g,金银花15g,连翘15g,生甘草10g。

功效:疏肝清热,活血化瘀。

主治:亚急性甲状腺炎肝旺血瘀型。

加减:甲状腺肿大明显加三棱15g,莪术15g,生牡蛎30g;疼痛较重加元胡15g,白芷10g;热甚伤津加花粉12g,生地10g;痰阻明显加川贝母15g,瓜蒌皮15g,法半夏10g。

[孟昱.中药治疗亚急性甲状腺炎36例.天津中医,2001,18(4):12]

(2)辛红卫验方

药物组成:牛蒡子30g,柴胡20g,葛根20g,羌活20g,白芷2g,黄芩20g,石膏20g,白芍20g,甘草20g,丹参20g,莪术20g,赤芍20g,川芎20g。

功效:疏肝清热,化痰散结。

主治:亚急性甲状腺炎肝郁痰凝型。

加减:伴发热、咽痛者加双花20g,连翘20g,板蓝根20g;声音嘶哑者加麦冬20g,玄参20g;咽部异物感加厚朴20g,半夏20g,苏子20g。

[辛红卫,等.牛蒡消瘿汤治疗亚急性甲状腺炎40例.吉林大学学报(医学版),2004,30(2):187]

(3)许芝银验方

药物组成:金银花20g,连翘20g,大青叶20g,板蓝根20g,荆芥10g,防风10g,桔梗10g,柴胡10g,丹皮10g,赤芍10g,制乳香10g,生石膏30g,当归10g,生甘草5g。

功效:散风透邪,疏肝清胃。

主治:亚急性甲状腺炎肝郁胃热型。

[吴晓霞.许芝银治疗亚急性甲状腺炎经验拾零.辽宁中医杂志,2001,28(6):375]

大医有话说

临床上,诸多患者因情志久郁不舒,加之素体气虚,卫表不固,热毒之邪乘虚入侵,气机郁遏,血行不畅,以致气结毒聚而成。以上三方在辨证求因、审因论治的基础上,以疏肝清热为主要治则,均取得了较好疗效。孟昱验方中柴胡、郁金、白芍、木香疏肝行气解郁,郁金活血止痛,木香行气止痛;龙胆草、黄芩清热燥湿、泻火解毒;金银花、连翘清热解毒、疏散表邪;栀子清热利湿、泻火除烦;丹皮、赤芍清热凉血,活血散瘀。诸药合用,共奏疏肝清热、活血散结之功。再根据不同患者、不同病情,配合止痛、养阴、化痰之法,用于临床可缩短疗程,提高疗效。辛红卫验方中牛蒡子、白芷、葛根、羌活疏风清热;黄芩、石膏清泄里热;柴胡疏畅气机以助郁外泄;白芍、甘草敛阴和营,防疏散太过而伤阴;丹参、莪术、赤芍、川芎活血化瘀止痛。以上诸药共成疏风清热、疏肝理气、化痰散结、化瘀止痛之剂。许芝银验方中金银花、连翘、板蓝根清热解毒利咽,大青叶入肝、心、胃经,清热凉血;荆芥、防风、桔梗、生石膏疏风清热;柴胡疏肝解郁;丹皮、赤芍、当归凉血活血消瘀;制乳香调气活血。全方共奏散风透邪、疏肝清胃功效。

大医之法三:温阳散结方

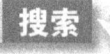

(1)许芝银验方

药物组成:当归 10g,熟地 10g,鹿角片 10g,制附片 10g,法半夏 10g,麻黄 10g,茯苓 10g,陈皮 10g,丹参 10g,牡蛎 10g,生甘草 10g,板蓝根 10g。

功效:温阳化痰,消瘿散结。

主治:亚急性甲状腺炎阳虚痰凝型。

[吴晓霞.许芝银治疗亚急性甲状腺炎经验拾零.辽宁中医杂志,2001,28(6):375]

(2)刘祥秀验方

药物组成:黄芪 20g,党参 12g,附片 9g,桂枝 10g,茯苓 15g,白术 15g,陈皮 12g,当归 10g,赤芍 15g,白芍 15g,浙贝母 15g,炮姜 6g,车前草 9g,猪苓 9g,甘草 6g。

功效:温肾健脾,散结消肿。

主治:亚急性甲状腺炎脾肾阳虚型。

[刘祥秀,等.浅谈亚急性甲状腺炎的中医辨证治疗.中国医药指南,2010,8(23):91～93]

大医有话说

亚急性甲状腺炎的病情变化因人而异。不少患者虽有寒、痰、瘀交结的标象,但逐条分析,可察阳虚之本质。阳虚感寒,寒邪内陷,干犯甲状腺,需以温阳散结法治之。许芝银验方中,制附片温阳散寒,当归、鹿角片补血活血,熟地滋阴补血,麻黄、板蓝根解表透邪,法半夏燥湿化痰,茯苓、陈皮健脾益气,丹参、牡蛎化痰散结、安心宁神,甘草调和诸药。全方温阳化痰,软坚散结。刘祥秀认为,本病发展到病变后期或因失治误治,出现甲状腺功能减退,以怕冷、浮肿、腹胀等症为主时,当治以温肾健脾、散结消肿。方中黄芪、党参补中益气;附片、炮姜、桂枝温阳散寒通脉;茯苓、猪苓、车前草渗湿利水,益脾和胃;白术、陈皮理气健脾,燥湿化痰;浙贝母清热化痰,散结解毒;当归、赤芍补血和血,白芍养血柔肝;甘草和中缓急,调和诸药。全方共奏温阳散结之效,临床症状改善明显。

大医之法四:滋阴清热方

搜索

(1)冯志海验方

药物组成:白芍20g,旱莲草15g,夏枯草15g,潼蒺藜15g,浙贝母10g,玄参10g,生地黄10g,知母10g,生牡蛎20g,丹参20g。

功效:滋阴清热,软坚散结。

主治:亚急性甲状腺炎阴虚火旺型。

加减:内热重可加生石膏、栀子;瘿肿而痛甚者可加全瓜蒌、莪术、桃仁;咽喉阻塞感甚者可加射干、桔梗;心悸、失眠者可加生龙骨、炒酸枣仁;手臂震颤明显者可加钩藤、珍珠母、石决明;白细胞减少者可加黄芪、当归、鸡血藤、鹿角胶等。

[冯志海.中西药治疗亚急性甲状腺炎对比观察.河南中医,2001,21(6):49～50]

(2)刘祥秀验方

药物组成:玄参20g,二冬12g,生地15g,知母12g,浙贝母15g,当归10g,白芍15g,枸杞12g,陈皮12g,丹皮10g,黄柏9g,甘草6g。

功效:滋阴泻火,散结止痛。

主治:亚急性甲状腺炎阴虚火旺型。

> [刘祥秀,等.浅谈亚急性甲状腺炎的中医辨证治疗.中国医药指南,2010,8(23):91～93]

大医有话说

以上二方均为滋阴散结类方,一般对急性期阴虚火旺型亚急性甲状腺炎疗效显著。冯志海认为,亚急性甲状腺炎的病机,其本为肝肾阴虚,其标为肺胃热盛,可兼见肝阳上亢、痰阻血瘀;病变常累及肝、肾、心、肺、脾、胃等;治疗以滋阴清热、软坚散结为主。可根据辨证佐以镇肝熄风、活血化瘀、泻火化痰等法。故该方选用白芍、旱莲草、潼蒺藜以补肝肾之阴;生地黄、玄参、知母滋阴清热;夏枯草、浙贝母清热化痰,开郁散结;生牡蛎平肝潜阳,软坚散结;丹参活血化瘀,安神。全方以滋阴清热、软坚散结为主,并有平肝潜阳、活血化瘀之功。刘祥秀验方中,玄参、知母滋阴降火解毒;生地滋阴养血;二冬养阴生津;浙贝母、丹皮、黄柏清热化痰,散结解毒;当归、白芍、枸杞养血和血,滋补肝肾;陈皮、甘草理气健脾,燥湿化痰。全方共奏滋补肝肾、清热散结之功,随症加减,临床疗效明显。

大医之法五:疏肝安神方

王镁验方

药物组成:夏枯草10g,柴胡10g,白芍10g,当归10g,薄荷6g,连翘10g,栀子10g,丹参10g,茯神10g,夜交藤15g,阿胶7g,浙贝母10g,生地黄10g,沙参10g。

功效:清热疏肝,活血安神。

主治:亚急性甲状腺炎心肝火旺型。

[王丽娜.王镁教授治疗亚急性甲状腺炎经验.中医研究,2009,22(12):39~41]

大医有话说

王镁认为,情志久郁不疏,气机不能畅达,加之热毒之邪入侵,邪阻经脉致热壅气滞,痰凝血瘀,故而产生结块疼痛。该方针对病机,采用清热、疏肝等中药缓解患者颈部疼痛而收速效。方中夏枯草、栀子清肝泻火散结;丹参活血祛瘀,安神宁心;茯神、夜交藤养心安神;浙贝母、沙参清热化痰,散结解毒;薄荷、连翘疏风散热,辟秽解毒;生地黄凉血生津;柴胡和解表里,疏肝升阳;白芍、当归、阿胶养血柔肝,滋阴补血,缓中止痛。全方共奏清热散结、疏肝理气、活血安神之功,临床收效明显。

第10章 看中医怎么治疗慢性淋巴细胞性甲状腺炎

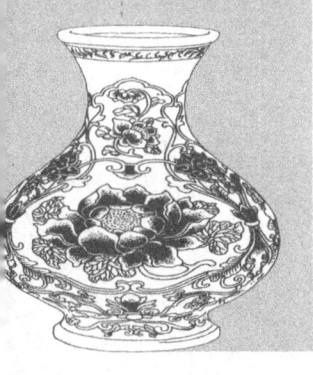

慢性淋巴细胞性甲状腺炎又名桥本甲状腺炎，是一种以自身甲状腺组织为抗原的慢性炎症性自身免疫性疾病，有发展为甲状腺功能减退的趋势。本病多见于30～50岁女性，表现为甲状腺肿。起病缓慢，常在无意中被发现，体积约为正常甲状腺的2～3倍，表面光滑，质地坚韧有弹性如橡皮，明显结节则少见，无压痛，与四周无粘连，可随吞咽运动活动；随着病情的发展，可出现甲状腺功能减退及黏液水肿表现。少数晚期患者可出现轻度局部压迫症状。

以前治疗此病多采用口服甲状腺片和肾上腺皮质激素的方法，现在国内多采用中西药结合治疗，减少了复发并且无副作用。对甲状腺功能低下者用甲状腺片剂替代治疗。

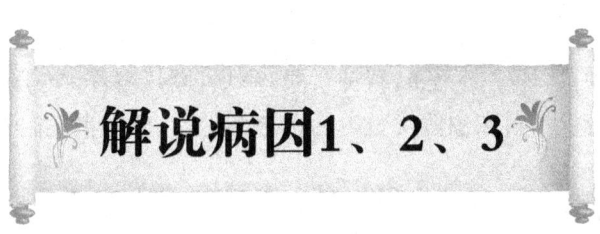

解说病因1、2、3

1. 内伤七情

心志不遂,郁而化火,内伤心阴,阴血不足,郁久化热,内迫于心,热移小肠,泌别清浊失职。郁怒内伤于肝,郁久化热,热伤肝阴,肝失疏泄,热扰筋脉。忧思过度,劳伤心脾,脾气郁结不运,运化失司,水湿不运,积久生痰,运化失司,精微不布。心肝火旺,肾阴被耗,心肾不交,心火独亢于上。肝肾同源,肾阴不足,肝阴虚损,阴虚阳亢。

2. 脾肾阳虚

先天禀赋不足,后天情志抑郁,久病失治,积劳内伤,气阴暗耗,气损及阳,脾肾阳虚。脾阳虚:运化失职,气化失司,水湿不运,精微不布,郁而化热,积久生痰。肾阳虚:失于温煦,痰瘀互结,心脉不畅,阳气亏虚,阴寒内盛,脾肾阳虚。

桥本甲状腺炎的病机,主要由情志内伤、饮食水土失宜引起,并与素体禀赋密切相关。先天不足,忧思抑郁,肝失疏泄,气机不畅,脾失健运,使得气滞痰结,壅结颈前。病久甚则损气伤阳,出现脾肾亏虚之象。

中医治病,先要辨证

1. 肝郁气滞证

颈下瘿肿,质地坚韧,无痛,可随吞咽活动。早期可无典型症状,或仅见情绪抑郁、畏热等,稍晚则可见胸胁脘闷、多汗、心悸、舌红,苔薄黄,脉弦数。治以疏肝理气,软坚散结,方以柴胡疏肝散合逍遥散加减。

2. 气阴两虚证

颈下瘿肿,质地坚韧无痛,精神紧张,虚烦,潮热盗汗,男子遗精,女子经少或闭经,舌红少津,脉细数或弦。治以滋阴退热,软坚散结,方以杞菊地黄丸加减。

3. 血瘀痰凝证

颈下瘿肿质地坚韧,时有刺痛,精神萎靡,面目周身浮肿,肢节麻木,舌质淡或紫暗,脉沉细。治以健脾利湿,活血化瘀,方以桃红四物汤加减。

4. 脾肾阳虚证

颈下瘿肿,面色苍白,形寒肢冷,腰酸软,头晕目眩,男子阳痿,或精少、精冷,女子月经过多或经闭,带下清冷,舌质淡,苔白滑或腻,脉沉细。治以温补脾肾,方以阳和汤加减。

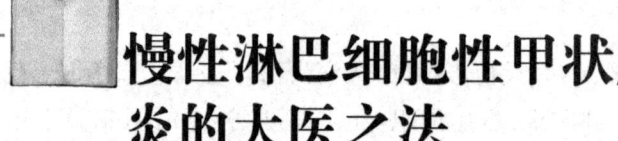

慢性淋巴细胞性甲状腺炎的大医之法

大医之法一:健脾益气化痰方

搜索

(1)张敏验方

药物组成:在服用他巴唑或优甲乐控制甲状腺功能的基础上:生黄芪30g,太子参15g,茯苓15g,淫羊藿15g,浙贝母10g,当归10g,穿山甲10g,三棱10g,桃仁10g。

功效:健脾益气,化痰消瘿。

主治:桥本甲状腺炎脾虚痰凝型。

加减:兼有阴虚火旺者加生地黄20g,玉竹9g,北沙参12g,夏枯草12g;阳虚明显者加桂枝、附子各5g,肉苁蓉12g,巴戟天15g;有结节、质地较硬者加山慈姑6g。

[张敏,等.益气化痰消瘿法对桥本甲状腺炎患者血清甲状腺球蛋白抗体、甲状腺过氧化物酶抗体的影响.中医杂志,2007,48(5):414~415]

(2)周桂荣验方

药物组成:人参25g,黄芪30g,焦白术15g,当归10g,升麻10g,柴胡10g,夏枯草10g,半夏6g,海藻5g,白芍10g,干姜10g,枸杞子20g,贝母6g,炙甘草5g。

功效:健脾益气,化痰散结。

主治:桥本甲状腺炎脾虚痰凝型。

[周桂荣,等.补中益气汤加味治疗桥本甲状腺炎60例.实用中医内科杂志,2007,21(2):66~67]

大医有话说

依据中医理论,本病主要与素体不足、情志内伤、六淫邪气、饮食失调等因素关系密切,导致气血失和,气滞、痰凝、血瘀壅于颈前而成。其病变部位为任脉所主、督脉所系、肝肾经脉经过之处,涉及肝脾肾等多个脏器的功能紊乱。以上二方抓住病机的主要环节,以益气化痰消瘿为法,改善患者的局部病变和全身症状,减轻自身免疫反应。张敏验方中生黄芪、太子参、茯苓益气健脾;淫羊藿温补脾肾;浙贝母化痰软坚散结;当归、穿山甲、三棱、桃仁活血消坚,疏通经络气血,消散局部瘿肿;山慈姑化痰散坚消结之力颇峻,与三棱配伍加强了整个处方散结祛瘀功效,用于甲状腺质地较韧伴有结节者,效果明显。其中黄芪、茯苓、淫羊藿、当归、夏枯草、桂枝、附子、肉苁蓉、巴戟天等中药对机体免疫系统有明显调节作用。全方共奏益气化痰、消瘿散结、调节免疫之功效。周桂荣验方以人参、黄芪、白术健脾益气,当归补血活血、白芍滋阴养血;柴胡、郁金、半夏理气化痰;夏枯草、海藻、贝母软坚散结消瘿。诸药合用,使得气血得充,运行有序,肿块消散而收功。现代医学认为,初期用碘可抑制甲状腺,但2周以后碘会从受抑的甲状腺大量逸出,造成疾病加重,甚至造成甲亢危象,称之为碘逸脱现象,因此,反对使用含碘制剂。由于海藻碘含量丰富,为避免碘过量的危害,该方只使用了较小剂量。

大医之法二:疏肝健脾化痰方

(1)唐汉钧验方

药物组成:生黄芪 30g,太子参 30g,白术 15g,茯苓 15g,柴胡 9g,郁金 9g,香附 9g,陈皮 9g,姜半夏 9g,浙贝母 9g,玄参 12g,海藻 12g,板蓝根 15g,金银花 12g,生甘草 6g。

功效:健脾疏肝,疏风消瘿。

主治:桥本甲状腺炎脾虚肝郁型。

[楼映,等.唐汉钧治疗桥本甲状腺炎经验.中医杂志,2007,48(9):789]

(2)陈晓雯验方

药物组成:黄芪 15g,太子参 15g,白芍 15g,桔梗 15g,合欢皮 15g,夏枯草 15g,玄参 15g,柴胡 10g,夜交藤 15g,炒麦芽 15g,炒白术 15g,法半夏 10g。

功效:健脾调肝,化痰祛瘀。

主治:桥本甲状腺炎脾虚肝郁型。

[杨春青.陈晓雯治疗桥本甲状腺炎的经验.中医药临床杂志,2010,22(7):612~614]

(3)王荣初验方

药物组成:柴胡 9g,郁金 9g,香附 9g,八月札 12g,婆婆针 12g,黄芪 30g,茯苓 12g,板蓝根 30g,黄芩 9g,桃仁 12g,红枣 20g,生甘草 6g。

功效:疏肝健脾,扶正清瘿。

主治:桥本甲状腺炎肝郁脾虚型。

服法:加纯净水 500ml 浸泡 60 分钟,煎煮 30 分钟取汁 250ml,再加纯净水 300ml,煎煮 30 分钟取汁 50ml,两煎相兑,为成人一日之总剂量,分早、晚服。

[王荣初,等.扶正清瘿方治疗桥本甲状腺炎的临床研究.齐齐哈尔医学院学报,2002,23(3):287～288]

大医有话说

　　有学者认为,颈前是足太阴脾经和足厥阴肝经循行的部位,因此,桥本甲状腺炎与肝脾二脏关系最为密切。唐汉钧依据李东垣《内外伤辨惑论·饮食劳倦》:"内伤脾胃,乃伤其气……伤内为不足,不足者补之"的原则,提出治疗以扶正消瘿为法。扶正即是以益气健脾为主,常用生黄芪、太子参、白术、茯苓、陈皮、姜半夏等益气健脾化痰,其中生黄芪重用,以增强益气健脾的作用;佐用柴胡、郁金、香附以疏肝理气,使肝气升降正常,则木不克土,脾土自安。消瘿以化痰软坚、清热解毒为主,用浙贝母、玄参、海藻等化痰软坚散结;板蓝根、金银花清热解毒泻火;全方共奏健脾疏肝、疏风消瘿化痰之功。陈晓雯认为,肝郁气滞,疏泄失度,横逆犯脾,脾失健运,致湿生痰,循经上扰,结于颈前而为瘿。遵循"法随证立,方从法出"的原则,以肝脾论治为重点,以扶脾柔肝消瘿法为宗旨,针对桥本甲状腺炎的临床表现及中医证候特点,以健脾益气、养阴柔肝、消瘿散结为法创建该方。方中黄芪、太子参益气健脾,白芍柔肝,夏枯草、玄参养阴散结,桔梗祛痰,载药上行。对无症状而现代医学微观检测异常的患者,可防治本病的发生或延缓病程。王荣初认为,中医治疗的整体观,从患者的全身情况来调治气血阴阳,发挥了现代药理学针对自身免疫疾病的免疫调节作用,因此对患者临床不适症状改善明显,能明显降低甲状腺自身免疫抗体水平,对患者甲状腺激素水平起到双向调节作用。该方与前面的唐汉钧验方治则一致,以扶正消瘿为法。方中黄芪、茯苓益气健脾,柴胡、郁金、香附、八月札疏肝理气,佐以黄芩、婆婆针、板蓝根清热解毒,桃仁、红枣补血活血消瘀。诸药合用,疏肝健脾,清热解毒,化痰散结。

大医之法三:温补脾肾方

搜索

(1)高卫卫验方

　　药物组成:炙麻黄10g,鹿角片10g,熟地黄20g,干姜10g,白芥子10g,

肉桂 5g,甘草 10g,仙茅 10g,仙灵脾 10g,海藻 15g,夏枯草 15g。

功效:温补脾肾,化痰散结。

主治:桥本甲状腺炎脾肾阳虚型。

加减:食欲不振者加炒谷麦芽各 10g,焦山楂 10g;乏力者加用生黄芪 15g,党参 10g;皮肤水肿伴腹胀满者加防己 10g,丹参 15g;甲状腺肿势弥漫、坚硬伴有结节者加用三棱 10g,莪术 10g。

[高卫卫,等.温阳化痰法治疗桥本氏甲状腺炎 60 例临床观察.云南中医中药杂志,2010,31(1):18~19]

(2)吴峰验方

药物组成:仙灵脾 10g,益智仁 10g,茯苓 10g,海藻 10g,昆布 10g,夏枯草 10g,熟地 15g,山萸肉 15g,白术 15g,半夏 9g,浙贝 9g,甘草 3g。

功效:温补脾肾,软坚散结。

主治:桥本甲状腺炎脾肾阳虚型。

加减:若腰酸、腿软、乏力、畏寒,加用肉桂 6g,制附子 5g;如在肿大甲状腺体内触及结节可加用三棱 10g,莪术 10g。

[吴峰.温补脾肾法治疗桥本甲状腺炎 31 例.陕西中医,2009,30(1):31~30]

(3)孙振武验方

药物组成:在服用优甲乐的基础上:补骨脂 15g,女贞子 15g,杜仲 15g,菟丝子 15g,茯苓 15g,白术 15g,党参 15g,黄芪 25g,干姜 10g,桂枝 10g,当归 10g,半夏 20g,陈皮 15g。

功效:补脾益肾,温阳利水。

主治:桥本甲状腺炎脾肾阳虚型。

[孙振武.辨证治疗桥本甲状腺炎例析.实用中医内科杂志,2009, 23(5):73~74]

(4)刘进验方

药物组成:巴戟天 15g,仙茅 15g,泽泻 15g,枸杞子 15g,茯苓 15g,菟丝子 15g,淫羊藿 15g,补骨脂 15g,女贞子 15g,当归 15g,王不留行 15g,黄芪 25g,坤草 30g,半夏 20g,桔梗 20g。

功效：温补脾肾，活血化痰。
主治：桥本甲状腺炎脾肾阳虚型。

[刘进,等.桥本甲状腺炎中医辨治验案举隅.辽宁中医杂志，2008,35(6):927～928]

大医有话说

根据对大量临床患者进行系统的中医辨证治疗，发现脾肾阳虚型占绝大多数；而《证治要诀》曰："痰为气所激而上，气又为痰所隔而滞"，故对于病情迁延、耗伤正气的患者，其病机特点是以脾肾阳虚为本，局部以痰瘀互结为标。以上四方均为温补脾肾类方，辨证治疗后多能获效。高卫卫验方中熟地温补营血，与鹿角片取阴中求阳、阴阳俱补之意；麻黄辛温达卫，引阳气，开散结；白芥子善消皮里膜外之痰，两者共奏通阳散滞之功；干姜、肉桂、仙茅、仙灵脾温阳散寒；海藻、夏枯草软坚散结。全方共奏温补脾肾、化痰散结之功效。吴峰认为，桥本氏病多因先天不足，肾气虚弱，或房事不节，致肾精亏耗，久而肾气亦损，脾失温运，气滞痰凝，结于颈部。肾为先天之本，脾为后天之本，脾肾亏损，以"虚"为辨证要点。故在治疗方药中选用仙灵脾、益智仁温肾固元，熟地、山萸肉充精填髓，白术、茯苓健脾利湿，海藻、昆布消瘿散结，半夏、浙贝、夏枯草化痰软坚散结。诸药合用，从而达到温补脾肾之气、消除颈部瘿结的效果。孙振武验方中补骨脂、女贞子、杜仲、菟丝子温补肾阳；茯苓、白术健脾化湿，党参、黄芪补气升阳，配以干姜、桂枝温中散寒，助阳化气；当归取其阴生阳长之意，佐以半夏、陈皮化痰理气。全方共奏健脾补肾、温阳利水化痰之功。刘进认为，鉴于本病脾肾阳虚为本、痰瘀互结为标的特点，除应用巴戟天、仙茅、泽泻、枸杞子、茯苓、菟丝子、淫羊藿、补骨脂等补益脾肾之品，还需配合半夏、桔梗以化痰理气，当归、王不留行活血化瘀，全方共奏补益脾肾、温阳活血、化痰之功。

大医之法四：养阴清热方

搜索

(1) 刘进验方

药物组成：黄芪10g，牡蛎10g，夏枯草30g，丹参20g，王不留行20g，莲子心 20g,竹叶 20g,生地 20g,柏子仁 15g,酸枣仁 15g,天冬 15g,麦冬 15g,当归 15g,玄参 15g,五味子 15g,栀子 15g,山慈姑 15g,柴胡 15g。

功效:益气养阴,软坚散结,清泻心火。

主治:桥本甲状腺炎阴虚火旺型。

[刘进,等.桥本甲状腺炎中医辨治验案举隅.辽宁中医杂志,2008,35(6):927～928]

(2)孙振武验方

药物组成:用他巴唑控制甲亢的基础上:黄芪 20g,山茱萸 15g,龟板 15g,玄参 15g,麦冬 15g,白芍 15g,酸枣仁 15g,栀子 15g,生地 20g,夏枯草 25g,当归 15g。

功效:益气养阴,清热泻火,软坚散结。

主治:桥本甲状腺炎阴虚火旺型。

[孙振武.辨证治疗桥本甲状腺炎例析.实用中医内科杂志,2009,23(5):73～74]

大医有话说

以上二方均为养阴清热类方,但各有侧重。刘进验方以清泻心火为主。他认为,本病发生是由于患者平素性情急躁,气郁化火伤阴,痰火互结于颈前而发为瘿病,火热之邪上扰心神而致心中悸动不安,以阴伤为本,火实为标。故该方以黄芪、生地、麦冬等滋阴益气,并且急则治其标,加入栀子、柴胡、莲子心、竹叶以清热泻火,并配合牡蛎、夏枯草等软坚散结,标本同治,收效良好。孙振武认为,心阴虚阴血不足,肝阴虚失于疏泄,肾阴虚水不涵木,心肾不交阳亢于上。方中山茱萸、龟板、玄参、麦冬滋肝肾之阴,养心肝之血,即所谓"壮水之主,以制阳光",上济心火,下抑肝阳;配以白芍、当归、酸枣仁等养心阴,安神志,除心烦;加栀子、生地清心肝之热,助肝之疏泄,遏制诸郁;加黄芪补气,温补气阴,取其阳生阴长之意;佐以夏枯草软坚散结,以消瘿结。

第11章 中医带你认识认识慢性肾上腺皮质功能减退症

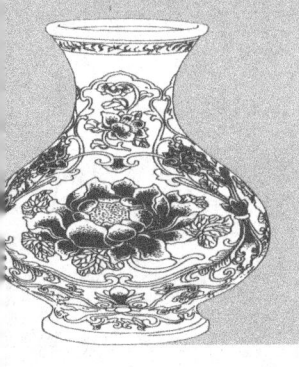

　　慢性肾上腺皮质功能减退症，又称阿狄森病，是由于多种原因导致肾上腺皮质严重被破坏而呈现的临床症候群，诸如自身免疫病引起的双侧肾上腺皮质萎缩、结核病、肿瘤及手术切除等，也可因下丘脑或垂体病变而致促肾上腺皮质激素释放激素(CRH)或促肾上腺皮质激素(ACTH)分泌不足而引起。临床上呈现皮肤黏膜色素沉着、明显消瘦、食欲减退、衰弱无力、血压下降、低血糖等一系列表现。本病发病常呈慢性经过，发病率为1‰~2‰，男女两性相近。

　　本病归属中医"黑疸"、"女劳疸"范畴，认为其发病系由于肾受戕伤，肾阳不足，命门火衰及气虚血瘀、湿阻中焦等所致。治疗多采用温补脾肾、益气活血、滋养肝肾、健脾化湿等法。

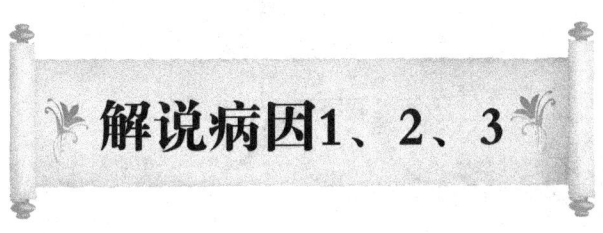

解说病因1、2、3

现代医学认为,肾上腺结核是本病常见的病因,约占80%,多由于血行播散所致。特发性肾上腺萎缩为另一常见的病因,其发生与自身免疫有关,常伴有其他器官特异性自体免疫病。其他少见的病因可见于恶性肿瘤转移、淋巴瘤、白血病浸润、淀粉样变、真菌感染、双侧肾上腺切除或放射治疗,肾上腺酶系抑制药如甲吡酮、氨基导眠能、酮康唑或细胞毒药物如DDD长期应用等。而获得性免疫缺陷综合征(艾滋病)目前也成为引起本病的一个原因,多数表现为肾上腺皮质功能变化,一部分可有明显临床表现。

中医学认为,本病起病缓慢,可由先天不足、五脏柔弱所致,尤其以自身免疫性疾病者居多;也可由于外感六淫,迁延失治,或烦劳过度,大病之后,失之调理而致成疾。主要病机以脏腑虚损为主,可表现为不同脏腑气、血、阴、阳的虚损。早期常有疲乏无力、食欲不振、体重减轻、面色不华、心悸等心脾两虚的表现,或见纳食不香、口燥咽干、似饥而不欲食等胃阴不足症状。病久可因气虚不能行血出现瘀血症状,表现为皮肤色素沉着。到后期,由于脾虚日久,后天不养先天,或先天不能温煦濡养后天,出现脾肾两亏,而见食欲不振、耳鸣耳聋、消化不良、腹痛腹泻、腰膝酸软、毛发失泽、阴毛和腋毛减少或脱落、稀疏、男子阳痿滑精、女子月经失调等;或肾水不能涵养肝木,表现为肝肾两虚,而见耳鸣耳聋、手抖肌颤、手足麻木、腹胀便秘等症。外感痨虫者,其虚火内炽,更耗肝肾之阴,也可呈现肝肾阴虚之证,故临床上既有阳虚之表象,又有阴虚之内涵。总之,不论感染痨疾或内伤烦劳,均可导致肾阳不足、命门火衰,临床常见肾阳虚衰之象,病久则可由肾及脾,而致脾肾阳虚。从本质而论,肾精不足(激素分泌不足)是发病基础,阳虚是阴损及阳的结果。临床上有表现为阴虚内热者,更提示该病有阴精不足的本质。阴虚久之,则成阴阳气血俱虚之候(见图11-1)。

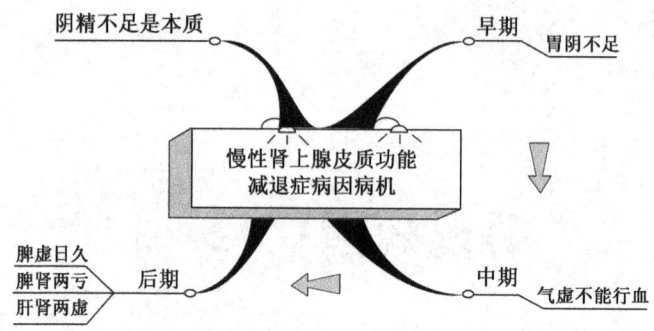

图 11-1　慢性肾上腺皮质功能减退症的病因病机

中医治病，先要辨证

肾为先天之本，水火之脏，内寓元阴元阳，五脏之阴赖元阴滋润，五脏之阳赖元阳温煦。阴阳互根，水火相济，气血平衡，脏腑协调，内环境稳定。先天不足，精血素亏，命门火衰；后天失养，损及五脏，脾肾两虚，气血不足，气虚鼓动无力，血运受阻，因此，临床上呈现一派气虚、阳虚和血瘀表现。

1. 肾阳不足证

面部黧黑，两手晦暗，精神不振，倦怠无力，少气懒言，畏寒肢冷，腰膝酸软，阳痿不举，下肢微浮，舌质紫暗，舌苔薄白，脉沉细弱。治以温肾壮阳；方以右归丸、桂附八味丸化裁。

本型是肾上腺皮质功能减退症的基本证型，以糖皮质激素分泌不足者尤为典型；以肢软力乏、面色黧黑为主要表现。故以右归、桂附八味温肾壮阳，强其筋骨，以治"痿证"。但在此补肾之药不宜温燥，一是经文有"肾恶燥"之戒；二是本病有虚火之邪的内因；三是有肤黯干枯之症。故除常规使用桂、附、参、芪外，常配用肉苁蓉、菟丝子各 10g，使之温而兼柔；并可适当加用韭菜子 5g，以佐温通肾阳之用，以利肾气疏经通络，以利肌骨。伴腰酸步艰者，除已用杜仲外，可加枳实 10g、蜈蚣 1 条，以强筋壮骨；性欲减退者可酌加鹿茸 4g，狗鞭 10g、淫羊藿 10g 等血肉有情之品；纳谷欠馨香，可加白术、鸡内金各 10g；色素沉着较明显者，可加枸杞 15g，以温润营血，可改善色素沉着，或用当归 10g、鸡血藤 15g，通血脉，以荣肌肤。

2. 脾肾阳虚证

疲乏无力，面色黧黑，少气懒言，精神委顿，形体消瘦，牙龈、口唇、乳晕色素沉着，腰脊酸痛，畏寒肢冷，毛发失泽，性欲减退，阳痿滑精，宫寒不孕，舌质淡胖，苔白，脉沉细。治以益气活血，温肾助阳；方以四君子汤合肾气汤加减。

3. 气阴两虚证

气虚懒言，低热缠绵，色素沉着，腰酸膝软，纳呆消瘦，失眠多梦，五心烦热，头晕耳鸣，肌肉𥆧动，遗精盗汗，苔薄黄，脉细弱。治以益气养阴，滋肾填精，方以生脉散合左归饮加味。

4. 肝肾阴虚证

面色晦暗，午后两颧发赤，目眶黧黑，皮肤干燥色枯，发枯不泽或脱发；形体明显消瘦，精神萎靡不振，间或烦躁易怒，夜间潮热盗汗，失眠多梦，头晕目花，软弱无力，舌质暗红或绛，舌苔薄少，脉沉细弦涩。治以滋肾柔肝，养阴清热，方以一贯煎、补肝汤、左归丸、杞菊地黄丸化裁（见图11-2）。

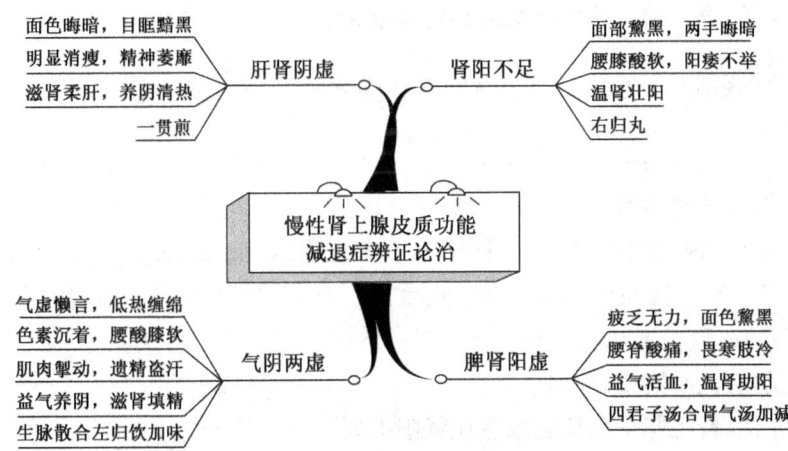

图11-2 慢性肾上腺皮质功能减退症的辨证论治

慢性肾上腺皮质功能减退症的大医之法

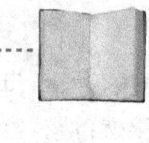

大医之法一：温阳益肾方

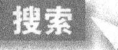

(1) 张瑞亭验方

药物组成：党参 20g，黄芪 20g，桑寄生 15g，补骨脂 15g，鹿角胶 10g，枸杞子 15g，熟地黄 10g，女贞子 10g，仙灵脾 10g，山药 15g，制成汤剂；同时取命门、肾俞、关元、足三里，均用艾灸 15～30 分钟，百会（脑户、印堂、风府辅之）均进针 5～7 分钟，轻刺激。每次灸 4 穴，针 1 穴，每周 3 次，后期改服六味地黄丸治疗效果可喜。

功效：温补肾阳。

主治：肾上腺皮质功能减退症肾阳虚型。

[张瑞亭．温补命门治愈阿狄森病举隅．中医药学报，1987，(5)：23]

(2) 王渭川验方

药物组成：潞党参 60g，生黄芪 60g，鸡血藤 24～30g，桑寄生 18～24g，菟丝子 18～24g，杜仲 12g，鹿角胶 15g，续断 24g，补骨脂 12～15g，鸡内金 9g，生蒲黄 9g，琥珀末 9g。

功效：温补肾阳，补虚化瘀。

主治：肾上腺皮质功能减退症肾阳虚型。

[王渭川，等．中医药治疗慢性肾上腺皮质机能减退症．新中医，1974，(5)：12]

(3) 张会川验方

药物组成：生黄芪 30g，熟地黄 20g，制附片、全当归各 10g，菟丝子、仙灵脾、仙茅、补骨脂、枸杞子各15g。

功效：益气补肾温阳。

主治：肾上腺皮质功能减退症肾阳虚型。

加减：夜尿多加桑螵蛸、山药、益智仁；畏寒肢冷重加桂枝、干姜，重用制附片；纳差加炒白术、炒麦芽。

[张会川．温阳益肾法治疗阿狄森病5例报告．中医杂志，1990，(7)：35～36]

大医有话说

以上三方均以温补肾阳为主，或佐以化瘀的药物，或佐以益气的药物而成温阳益肾类方。《爱庐医案》有云"疸证多种，黑者属肾，肾气过损，女劳黑疸。肌肤舌质尽黑手指腰间俱黯，肾阳早已不举，腰软不耐久坐，脉弱神疲，纳减足凉"。足见前贤已认识到女劳黑疸系肾受戕伤，而中医肾包含命门，命门的生理病理颇似肾上腺皮质，故治疗上采用补肾助阳方药卓有成效。然三家又各有特色。张瑞亭认为，党参、黄芪补中益气，健脾益肺；桑寄生、补骨脂、鹿角胶、仙灵脾温补肾阳，填精补髓；熟地黄、枸杞子、山药滋阴益肾，养肝补脾；女贞子滋补肾阴。诸药配合，共奏温补肾阳、填精止遗之功。本方阳中有阴，温而兼柔，辅以针灸疗法，利肾气，疏经通络，利肌骨，在临床上可以有效地阻止肾上腺皮质功能减退症病情的发展。王渭川认为，按中医辨证论治治疗肾上腺皮质功能减退症应以补虚化瘀为治则，故采用潞党参、生黄芪、桑寄生、菟丝子、杜仲、鹿角胶、续断、补骨脂补虚；辅以生蒲黄、琥珀末活血化瘀，鸡血藤补血活血通络，鸡内金消食健脾、固精止遗。诸药配合，共奏补虚化瘀之功。张会川认为，本病的发生系以命门火衰，湿浊中阻，脾胃不和，故以健脾和胃、降逆止呕以治其标，益气补肾温阳以治其本。他还体会到，本病患者病程一般较长，病位较深，病势较重，用药后即使短时间内效果不著，只要无不良反应，就应坚持治疗，不要随易更方，若只服10来剂，因其效不著而轻易更方，是难以取得理想疗效的。

大医之法二：益气补血方

搜索

(1) 庄奕周验方

药物组成：党参10g,黄芪15g,鹿衔草15g,鸡血藤15g,龙眼肉50g,当归10g,川芎10g,白芍10g,首乌10g,桂枝10g,生蒲黄10g,甘草6g。

功效：补脾益气,补血养血。

主治：肾上腺皮质功能减退症气血两虚型。

[庄奕周. 中西医结合治疗阿狄森病12例临床分析. 福建中医药,1989;20(2):51]

(2) 王保民验方

药物组成：党参20g,炒白术、茯苓各15g,炙黄芪20g,炙甘草、当归、淫羊藿各15g,淡附片10g。

功效：益气健脾温阳。

主治：肾上腺皮质功能减退症气血两虚型。

[王保民. 补中益气汤治疗疑难杂症举隅. 辽宁中医学院学报,2001;3(4):277]

大医有话说

本型大都系肾上腺皮质功能减退症的低血质型,常是在脾肾阳虚的基础上,形成全身气血亏乏,尤以气虚之表现明显,血亏是由于营养不良所致。由于气虚失运,可有血瘀的象征,这血亏、血瘀都是继发于阳虚的病理基础上。治疗以补气温阳为主,但不宜过分温燥,故以上两方都以参、芪为主,佐以温养之品,共组益气补血类方。庄奕周认为阿狄森病皆因双侧肾上腺皮质萎缩,诸如肾上腺结核、自体免疫反应、血栓形成、霉菌感染、癌瘤转移、白血病浸润等。中医学对本病尚无系统论述,但从本病之诸症观之,与"黑疸"、"干血劳"、"女劳疸"、"虚劳"等之证候描述,在某些地方有类似之处。如《素问·痿论》:"肾热者色黑而齿槁。"《金匮要略·黄疸病脉证并治》"黄家日晡所发热,而反恶寒,此为女劳得之,膀胱急,少腹满,身尽黄,额上黑,足下热,因作黑疸……"《金匮要略·血痹虚劳病脉证并治》:"五劳虚极羸瘦,腹满不能饮食,食伤,忧伤,饮伤,房室伤,饥伤,劳伤,经络营卫气伤,内有乾血,肌肤甲错,两目黯黑。"大多为气血两虚,肝肾阴亏,脾肾阳虚,同时伴有不同程度的瘀血内结之征象,故方中加鸡血藤、蒲黄等活血化瘀的药物。王保民认为本病其病理变化不外脾虚气弱,大多存在神疲倦怠、少气乏力、纳谷不香、舌淡脉细等共同表现。均用补中益气汤进行补气健脾治疗,具体使用时又需仔细辨证,稍加化裁,方能取得更好的疗效。大多患者除有脾弱气虚外,尚有久病阳虚的表现,所以在原方中加入淫羊藿、淡附片温阳以散寒,使中气足,阳气盛,诸症得除。

第12章 患了皮质醇增多症怎么办，名医有办法

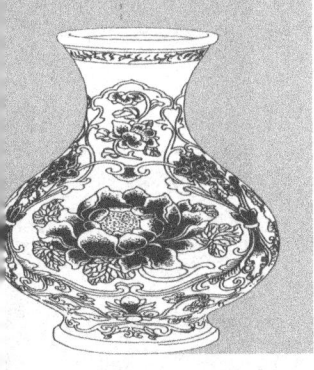

皮质醇增多症即库欣综合征，为各种病因造成肾上腺皮质分泌过多糖皮质激素(主要为皮质醇)所致病症的总称，也常伴有过量的盐类皮质激素和性激素分泌、垂体促肾上腺皮质激素(ACTH)分泌亢进所引起的临床类型，称为库欣病，临床最为多见。主要临床表现有向心性肥胖、多血质、多毛、皮肤紫纹、痤疮、高血压、骨质疏松、性功能失常等。各年龄组均有发病，成人多于儿童，女性多于男性。长期应用外源性糖皮质激素或饮用酒精饮料也可引起类似库欣综合征的临床表现，称为类库欣综合征。

本病在中医文献中无相应的确切病名。有学者根据《内经》中"五实"的记载，将其归属于"肾实证"。而类库欣综合征为肾上腺皮质机能不全，其本质病理不同，往往属于肾虚，或表现为阴虚火旺、热毒瘀滞。

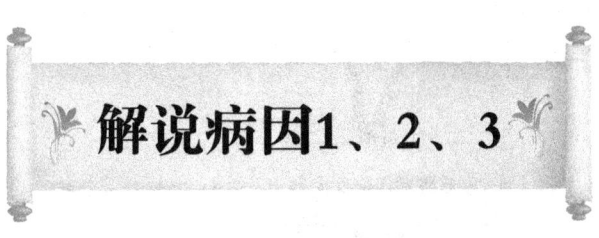

解说病因1、2、3

皮质醇增多症是肾上腺功能亢进疾患中最常见的一类。现代医学认为：病因主要分两类：依赖ACTH的库欣综合征和不依赖ACTH的库欣综合征。依赖ACTH的库欣综合征，系血中ACTH水平增高，包括：①库欣病，由于下丘脑-垂体功能过高或垂体ACTH肿瘤等原因，ACTH分泌过多，伴肾上腺皮质增生，约占库欣综合征的70%；②异位ACTH综合征，系垂体以外的肿瘤，如肺癌、支气管类癌、胸腺癌、胰腺癌等，产生类促肾上腺皮质激素活性物质或具有促肾上腺皮质激素释放激素活性的物质，伴肾上腺皮质增生；③异位CRH综合征。不依赖ACTH的库欣综合征，包括：①肾上腺皮质腺瘤；②肾上腺皮质癌；③不依赖ACTH的双侧性肾上腺小结节性增生，又称Meador综合征；④不依赖ACTH双侧肾上腺大结节性增生等。另外，还有所谓医源性皮质醇增多症，则是由于长期大量使用皮质激素所致。

中医认为，肾主藏精，精者，精微之极，具有量少而效宏之特性。肾精壅聚，失之条达，而成肾实。精血同源，精壅则血瘀，而可见紫纹。肾主生殖，精壅而致毳毛丛生，女子有男性化倾向，精壅不运致使经少、经闭或阳痿不育。肾实之证又可见前后不通，下焦壅闭，水湿不运，湿郁热壅，故大便干结；痰湿内聚，而成向心性肥胖，"肥人多痰湿"之症在此表现得较为突出。肾精既壅，痰湿又聚，气机郁滞，郁而化火，而成邪火，痰热互结，瘀阻于局部皮肤，影响气血运行，热壅血瘀而成疮疖，郁火上冲，并见头痛、烦躁、面赤等症。相火既旺，伤阴在先，壮火食气，相火遂为元气之贼，日久导致脾肾阳虚，或为阴阳俱虚。病机转变从早中期的以实为主，为热，为湿，为痰，为瘀；晚期辨证以虚为主，或虚中夹实。

至于医源性皮质醇增多症者，若系使用ACTH，促使肾上腺皮质增生，仍呈肾精壅聚、痰湿蕴积之象；若系使用肾上腺皮质激素，则可导致肾上腺皮质萎缩,其早期虽呈痰湿蕴积、阴虚火旺、热毒瘀结之证,后期则为肾亏阳虚或脾肾阳虚之证候(见图12-1)。

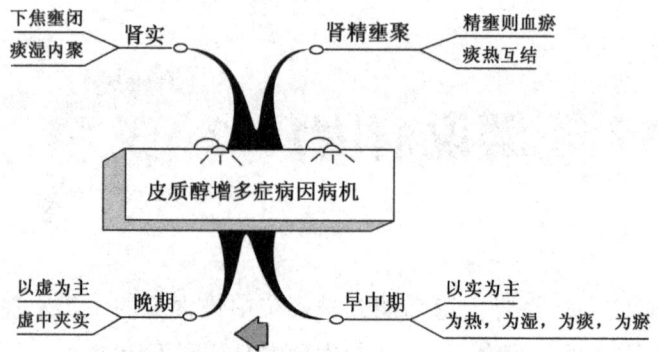

图12-1　皮质醇增多症的病因病机

中医治病,先要辨证

本病临床表现多而复杂,不易辨证,治疗多属探索性,且报道较少,一般按下列证型论治。

1. 肝肾阴虚,肝阳偏亢证

向心性肥胖,面色绯红,血压增高,头胀痛,胸闷心烦,夜寐梦多,口干咽燥,腰膝酸软,大便秘结,男子遗精,女子经少或闭经,舌红少津,苔少或斑驳,脉弦数。治以滋养肝肾,平肝潜阳;方以杞菊地黄汤加减。

2. 脾虚不运,湿热内盛证

脸如满月,腹大如牛,体胖肢肿,口苦咽干,大便不调,小便短赤,外阴瘙痒,带下黄稠,皮肤菲薄伴感染,苔黄腻,脉滑数。治以清热利湿,泻肝健脾;方以龙胆泻肝汤合平胃散化裁。

3. 脾肾两虚,痰湿内阻证

肥胖肢肿,头晕耳鸣,腰膝酸软,脘腹胀满,纳食不振,月经不调,带下如注,苔白腻,脉沉细。治以益气补肾,化痰利湿;方以六君子汤合右归饮加减。

4. 肺郁不宣，湿热不泄证

向心性肥胖，遍身肤胀，咽干有痰，大便秘结，汗出不爽，月经涩少，苔薄，脉沉细。治以开膜理，宣肺气，理气活血，清热化湿，调理冲任；方以桑菊饮加减。

5. 脾虚胃热，腑气不通证

肥胖多食，消谷善饥，面色红润，口干舌燥，皮肤菲薄，四肢瘦小，向心性肥胖，肢体浮肿，大便秘结，舌质红，苔黄燥，脉弦有力。治以健脾清胃，润肠通便；方以调胃承气汤加味（见图12-2）。

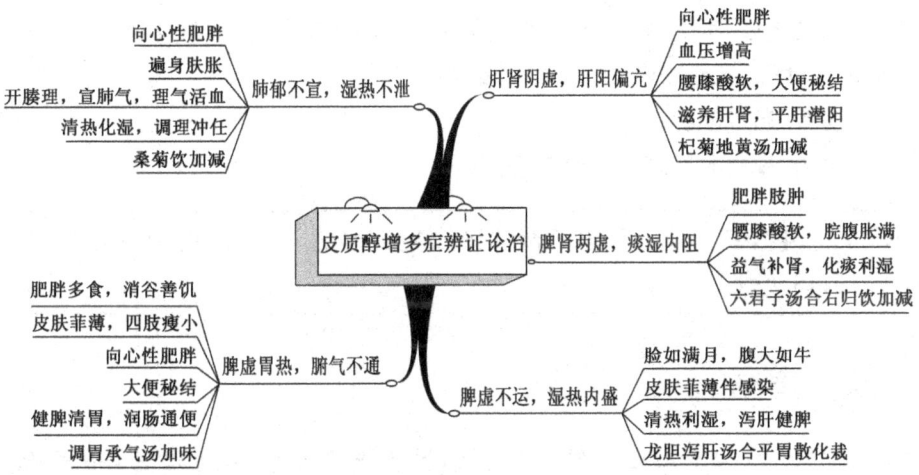

图12-2 皮质醇增多症的辨证论治

皮质醇增多症的大医之法

大医之法一：补肾健脾方

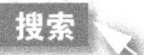

(1) 王渭川验方

药物组成：附片24g(先煎)，肉苁蓉、补骨脂各12g，生黄芪、党参各60g，桑寄生、菟丝子各15g,地鳖虫、炒蒲黄、乌梢蛇各9g,五灵脂6g,蜈蚣2条。

功效:温肾健脾,益气通络。

主治:皮质醇增多症脾肾阳虚型。

加减:男性加黄狗鞭、韭菜子、淫羊藿各24g;女性加益母草24g,茜草根9g;颈部转动不便或颈椎骨质增生者加自然铜3g(研末装胶囊吞服);体重减轻不显著者加苍术、山楂、全蝎各9g。

[王渭川,等.肥胖症伴黑色素沉着的辨证治疗.中国医刊,1980,3:25]

(2)吴丕中验方

药物组成:生地、熟地各20g,茯苓12g,山茱萸、丹皮、泽泻、白术、五味子各10g,山药、黄芪、白芍、龟板各15g。

功效:温肾健脾。

主治:皮质醇增多症脾肾阳虚型。

[吴丕中.肾上腺皮质激素副作用证治33例.湖南中医杂志,1991,6:33]

大医有话说

以上二方都以温肾健脾益气为主,肾为先天之本,肾气充则全身气血旺;脾为后天之本,气血生化之源,脾气足则生化气血功能旺盛,心血充盈;两者相辅相成,组成了温肾健脾方。而两者有所不同:王渭川重用附子、肉苁蓉、补骨脂、桑寄生、菟丝子温肾阳,佐以黄芪、党参补气健脾,还加用了乌梢蛇、蜈蚣通经络,组方合理,所以在临床上起到了很好的疗效;而吴丕中以六味地黄丸为主加用了五味子滋肾生津,山药、黄芪补气健脾,杭白芍敛阴,纵观全方,配伍合理,故能很好地起到温肾健脾的作用。

大医之法二:滋阴清热方

搜索

(1)王渭川验方

药物组成:生地、夜交藤、水牛角各60g,玄参、山楂、钩藤、炒蒲黄、玳瑁各 9g,山萸肉、地骨皮、枸杞、生鳖甲各 12g,醋柴胡、琥珀各 6g,女贞子、旱莲草、珍珠母各 24g。

功效:滋肾柔肝,育阴滋阳,佐以通络化摄。

主治:皮质醇增多症阴虚阳亢型。

[王渭川,等．肥胖症伴黑色素沉着的辨证治疗．中国医刊,1980,3;25]

(2)孟实庆验方

药物组成:阴虚火旺型方用知柏地黄丸合二至丸化裁。眩晕目涩头痛甚加枸杞子、菊花;少寐多梦加麦冬、酸枣仁、夜交藤;小便量少加丹参、益母草。阴虚湿热型方用滋水清肝饮,药用生地、泽泻、茯苓、丹皮、山药、栀子、黄芩、柴胡、金银花、知母、太子参等;咽喉肿痛加青果、玄参、桔梗、山豆根;痤疮明显加枇杷叶、蒲公英;肿满难消加益母草、丹参;尿蛋白降低不显著加桑白皮、苏子、蝉蜕。

功效:滋阴清热。

主治:皮质醇增多症阴虚型。

[孟实庆．中药治疗肾病服激素致柯兴样体态 24 例．浙江中医杂志,1992,27(11):494]

(3)刘皎验方

药物组成:熟地、山药、山茱萸、茯苓、泽泻、丹皮、葛根、牛膝、钩藤各 12g。

功效:滋阴,补肝,益肾。

主治:皮质醇增多症肝肾阴虚型。

[刘皎．中医治疗增生型皮质醇增多症．辽宁中医杂志,1985,12:47]

(4)薛芳验方

药物组成:大黄、芒硝(另包)、厚朴、枳实各 6g,生何首乌、龙胆草、黄精各 15g。

功效:峻下热结,佐以滋阴。

主治:皮质醇增多症实热型。

用法:水煎,每日1剂,分3次空腹温服,每次冲服芒硝2g,每周服药5剂,停药2天,连续治疗8周,休息2周为1疗程。

[薛芳.大承气汤加味治疗皮质醇增多症.天津医药,1980,9:19]

大医有话说

皮质醇增多症早期易致火旺伤津,所以早期皮质醇增多症多以滋阴清热降火为主。以上四方均用了滋阴清热类药,不同的是王渭川再用了生地、水牛角、山萸肉、地骨皮、枸杞、生鳖甲、女贞子、旱莲草滋阴降火的同时,配合用了醋柴胡疏肝理气;夜交藤、琥珀、珍珠母镇静安神;玄参清热凉血,泻火解毒;山楂健脾开胃;钩藤清热平肝;炒蒲黄凉血止血;玳瑁清热解毒。全方起到了滋肾柔肝、育阴滋阳、通络化摄的功效。孟庆实用知柏地黄丸合二至丸化裁加以临床辨证论治,也起到了很好的作用。刘皎以六味地黄为主加用了葛根升阳,牛膝引火下行,钩藤清热平肝,整个方子阴中有阳,阴中求阳,故起到了不错的疗效。而薛芳和其他三人不同,她重用大承气汤峻下热结,佐以首乌、黄精滋阴,为其用方之妙,所以此方适用于实热型的皮质醇增多症。

大医之法三:理气补气方

搜索

(1)王明如验方

药物组成:柴胡、茯苓、白术、川郁金、制香附各12g,当归、白芍各15g,佛手片10g,甘草3g,丹参30g。

功效:疏肝解郁,养血健脾。

主治:皮质醇增多症肝气郁结型。

[王明如.逍遥散治疗女性皮质醇增多症.浙江中西医结合杂志,1983,7:36]

(2)丁济南验方

药物组成:桑叶、桑白皮各9~15g,桔梗、制香附、广木香、泽兰、丹参各

9g,蝉衣 6g,青橘叶、蛇果草各 18g,甘草 3g。

功效:开腠理,宣肺气,佐理气清热,化湿活血调经。

主治:皮质醇增多症。

［施惠君.丁济南老中医从肺郁论治皮质醇增多症.辽宁中医杂志,1984,10:82］

大医有话说

王明如以逍遥散疏肝解郁为主,但又加用了郁金、香附、佛手片,使疏肝理气的作用更强大;另外重用了紫丹参活血化瘀,为本方的妙用之处。丁济南老先生从肺郁论治皮质醇增多症,重用开腠理宣肺气的中药,佐以理气清热、活血化瘀类药,提出了中医对皮质醇增多症治疗的新观点。

第13章 遇上产后垂体前叶功能减退症，选择名方很靠谱

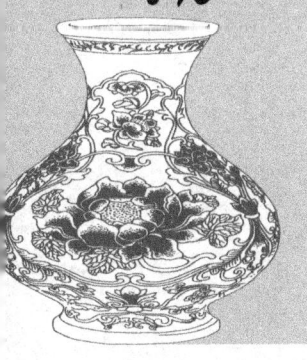

垂体前叶功能减退症是由于垂体或下丘脑的多种病损导致垂体的全部或绝大部分组织被损坏后而产生的一系列内分泌腺功能减退的表现。最常见的病因为产后大出血、垂体肿瘤、手术后或颅内感染等，因此而导致垂体前叶组织被破坏，不能合成与释放某些垂体促激素，临床主要表现为性腺、甲状腺及肾上腺皮质等多个周围内分泌腺的继发性功能减退。本病多发生于成人(如在儿童期发病即为垂体性矮小症)，较多见于女性，发病年龄以21~40岁最多见。其中因产后大出血导致垂体前叶缺血性坏死萎缩而引起者又称席汉氏综合征，也称席汉病，临床最为多见，为本节讨论的重点。

根据本病临床表现，可分别归属于中医"产后劳"、"经闭"、"虚劳"等范畴。

解说病因1、2、3

现代医学认为，席汉氏综合征的病因与发病时间明确，其病理基础是垂体前叶的坏死萎缩。妊娠期妇女的腺垂体呈生理性增生肥大，血运极为丰富，腺垂体对缺血缺氧特别敏感，分娩期则更为明显；分娩后，引起垂体增生肥大的因素突然消失，垂体迅速复旧，垂体前叶的血流量减少，此时，如果因胎盘滞留、子宫收缩无力等发生大出血、休克，造成循环血容量锐减，则垂体前叶的血流量更低，就易发生缺血性坏死。此外，因胎盘早期剥离、产褥感染败血症等产科并发症引起的弥漫性血管内凝血、循环衰竭也可造成类似结果。若患者度过了产后大出血、休克的危险阶段，腺垂体坏死区渐渐纤维化萎缩，蝶鞍变空，临床即出现腺垂体功能减退症的表现；若因感染、过度劳累等应激情况，会导致腺垂体及其靶腺（主要是肾上腺皮质）激素分泌不足的矛盾更为突出，使腺垂体功能减退的症状急剧加重则易发生危象。

中医认为，本病源于产后大出血，如《女科经论》云："产后伤耗经脉，未得平复，劳役损伤而致血暴崩。"血为气之母，产时血既大下，血去则气亦去，病乃由血及气，又因精血同源，血去而精亦伤，遂可致血脱脉空，气随血耗，精气两伤，而脏腑亦随之亏损。其病位主要在肾、脾、肝三脏，因肾藏精，为先天之本，今产后大出血，肾之精血必皆耗，肾阳随之亦衰，故肾虚为临床主要见症。肾虚、肾命三焦系统功能受累，又可致肝、脾、冲、任诸脏腑经络一系列功能失常。脾为气血生化之源，后天之本，又主统血，今产后血崩，精血不足，损及肾命，肾阳不足，脾失温煦，脾阳因之亦衰，故脾虚常与肾虚并见。肝主藏血，女子以肝为先天，又乙癸同源，肾之精血不足，必致肝阴、肝血不足，影响到冲、任二脉功能，故可见经少、经闭之症。此外，少数患者因气虚可致气运涩滞、血行缓慢，而出现气滞血瘀之见症，系因本病虽始于失血，却已由血及气，既病之后则以气虚为主，且兼有气血双亏之象，故其本质仍是以气血亏虚、精气不足为发病基础,所以更常兼见于气血两虚证和脾肾阳虚证(见图13-1)。

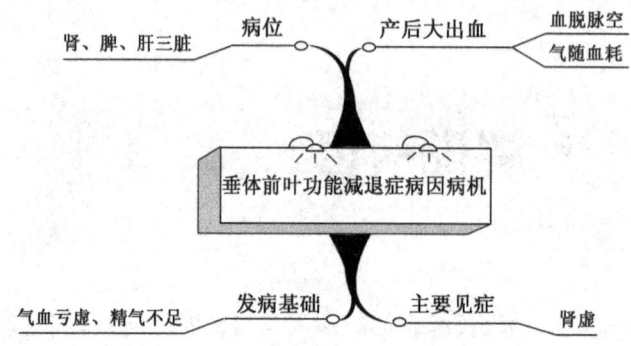

图13-1 垂体前叶功能减退症的病因病机

中医治病,先要辨证

产后垂体前叶功能减退症临床表现复杂多变,症状繁多,可呈现性腺机能减退症群、甲状腺机能减退症群、肾上腺皮质机能减退症群和阵发性低血糖型。但以混合型最常见,性机能减退型次之。因此,辨证分型论治未统一,但气血两亏、脾肾阳虚是本病基本证型,益气补血、温肾健脾为基本治法。一般按下列证型论治。

1. 气血两虚证

面色萎黄,神疲乏力,气短自汗,心悸怔忡,食少便溏,月经涩少或经闭不行,毛发稀疏,乳房萎缩,性欲减退,舌质淡,苔薄白,脉细弱。治以益气养血,方以八珍汤或十全大补汤加减。

2. 脾肾阳虚证

虚弱无力,面色苍白,畏寒肢冷,乳房萎缩,月经闭止,性欲消失,毛发稀疏、腋毛、阴毛脱落,腰脊酸痛,肢体浮肿,舌淡胖,有齿痕,苔白或腻,脉沉细。治以益气健脾,温肾助阳;方以人参养荣汤合济生肾气汤加减。

3. 肝肾阴虚证

头晕耳鸣,五心烦热,月经量少或闭经,腰膝酸软,失眠多梦,面色晦黯,形体羸瘦,苔薄黄,脉细数。治以滋养肝肾;方以归芍地黄汤、左归饮加减。

4. 阴阳暴脱证

除脾肾阳虚见证外,头晕目眩,烦躁不安,汗出如珠,恶心呕吐,四肢厥冷,气息微弱,人事不省,脉微欲绝。治以大补元气,回阳救逆;方以参附汤合生脉散加味(见图13-2)。

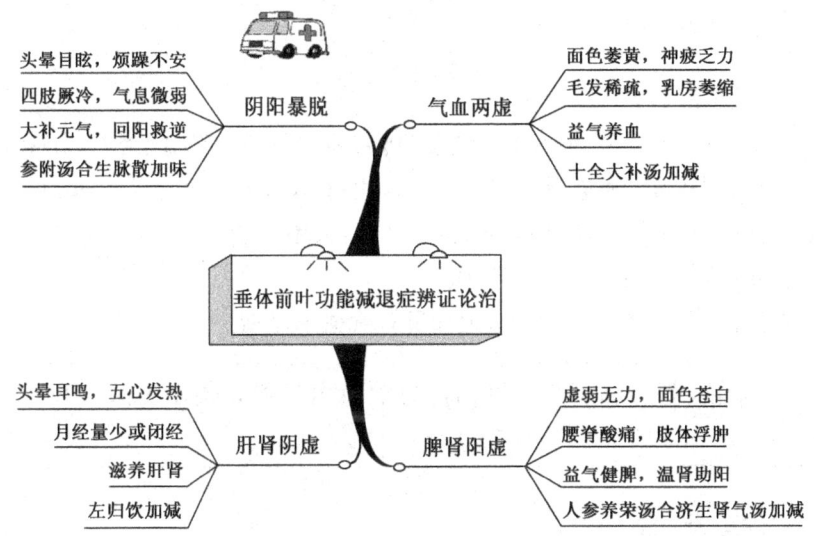

图13-2 垂体前叶功能减退症的辨证论治

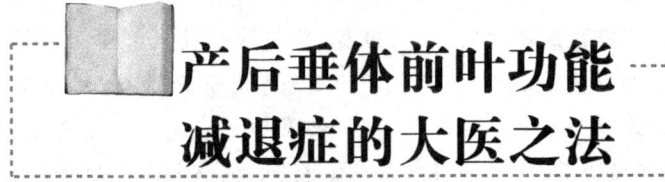

大医之法一:益气养血方

搜索

(1)陈建宗验方

药物组成:当归12g,川芎12g,白芍12g,熟地12g,仙茅10g,仙灵脾30g,五味子15g,菟丝子12g,枸杞子10g,车前子9g(包煎),覆盆子10g,人参 3~6g,黄芪 30g。

功效:益气养血,滋补肾气。

主治:产后垂体前叶功能减退症气血不足型。

加减:若怕冷明显,可加制附子 9g;纳差可去熟地黄,加砂仁 10g;月经久不来潮,兼有血瘀征象者,方中白芍易为赤芍,加桃仁、红花等活血化瘀药。

[陈建宗,等.四二五合方加味治疗产后垂体前叶功能减退症.中医杂志,1997,38(10):601]

(2)贺永清验方

药物组成:炙黄芪 30g,米炒党参 20g,炒白术、酒白芍、酒当归、五味子各 12g,茯苓、制黄精、制龟板、熟地各 15g,川芎 6g,陈皮、远志各 10g,炒枣仁 40g,肉桂(另包后下)、炙草各 3g,生姜 3 片,大枣 4 枚。

功效:补气血,养肝肾,复阴阳。

主治:产后垂体前叶功能减退症肝肾气血不足型。

[李颖,等.临床辨治疑信危急症验案三则.陕西中医,1997,18(10):458~460]

大医有话说

陈建宗认为产后垂体前叶功能减退症是因产后大出血而引起垂体前叶缺血、坏死,可有广泛的内脏缩小,性腺、甲状腺和肾上腺皮质萎缩。临床出现子宫萎缩加继发闭经加伴有毛发脱落、性欲降低、怕冷乏力等一系列症状。从席汉氏综合征的病因病机演变,常是初起为气血不足之症,呈气血两虚之证,随病情进展,发展而成脾肾两虚型,少数病人形成肝肾阴虚型,病久之后,极少数病人可出现气滞血瘀的症状,究其病机乃是气虚而致气郁,气虚致血循环障碍而显血瘀之象,故所有病人均有气血不足之见症,尤以气虚之症为显。四二五合方是北京中医医院名老中医刘奉五先生治疗产后垂体前叶功能减退症的经验方:四二五合方由四物汤、五子衍宗丸、二仙汤三方组成。四物汤补血,五子衍宗丸滋补肾阴,二仙汤温补肾阳,临床上用此方治疗产后垂体前叶功能减退症,每获良效。李颖认为席汉氏综合征,乃因产后大出血导致垂体、性腺、甲状腺、肾上腺皮质功能减退而出现的一系列综合症状。一般采用相应的补激素疗法,但病程长、效果差,易有抗激素症形成,并对性机能恢复、子宫增大、月经复常等均不理想,而中国医药对本病有较好的疗效。《难经》云"一损损于皮毛,皮聚而毛落;二损损于血脉,血脉虚少,不能荣养五脏六腑;三损损于肌肉,肌肉消瘦,饮食不为肌肤;四损损于筋,筋缓不能收持;五损损于骨,骨萎不能起床"。故本病属有形之血骤损,气随血脱,日久累及心、肝、脾、肺、肾五脏,气血阴阳俱虚所致的虚劳证,治当补气血,滋肝肾,复阴阳。故用人参养荣汤加减较为合适。方中参、术、芪、草、枣、苓、陈、黄精、五味子补元气,升清阳,养血,渗脾湿,理脾气,于气血双补中补心脾,益肺胃,润皮毛,长肌肉,壮后天而不腻;地、芍、归、芎、龟、桂、远志、枣仁(再合五味、大枣之力)补心血,养肝血,安心神,滋肝肾,温肾阳,于阴阳俱补中填精血,荣筋骨,交心肾,生少火,助先天,补而不滞。姜、枣调营卫,和中寓疏,如是配合,使气血生,阴阳复,虚劳重证得瘳矣。

大医之法二:滋补肝肾方

搜索

(1)李春富验方

药物组成:熟地 12g,菟丝子 10g,枸杞子 10g,当归 20g,山茱萸 9g,山药 10g,茯苓 10g,葛根 10g,丹皮 9g,龟板 20g(先煎),阿胶 20g(烊化),桂枝 6g,附子 4g,陈皮 9g。

功效:滋补肝肾,调理阴阳。

主治:产后垂体前叶功能减退症肝肾亏虚型。

[李春富.9例席汉氏综合征中医临床治疗经验.青海医药杂志,2006,36(9):144]

(2)王蒿志验方

药物组成:紫河车 1具(洗净焙干),鹿茸片 40g,红参、黄芪、白术各 100g,川椒 10g,醋制鳖甲 60g,地鳖虫 40g。

功效:温阳补肾,益气养血。

主治:产后垂体前叶功能减退症肾阳不足型。

加减:脾肾阳虚较甚者酌加附片、干姜、仙茅、仙灵脾、炙甘草;夹湿者酌加茯苓、苡仁、砂仁、白豆蔻;精血亏虚较甚者去川椒,加熟地、当归、枸杞、阿胶;气虚为主者加补中益气汤。

[王蒿志. 紫鹿椒鳖丸为主治疗席汉氏综合征16例. 浙江中医杂志,1996,31(11):495]

大医有话说

李春富认为,肾藏精,肝藏血,肾开窍与二阴,其华在发,其荣在面。肾气充则毛发光泽,肌肉丰满。经血可以互生,产时失血过多,冲任二脉精血两空,血海空虚,无余可下而闭经。血空不能生精,肾精耗衰,则血枯精少,肝肾俱亏,诸症丛生。席汉氏综合征即脑垂体前叶功能减退症,是由于产后大出血、严重感染、休克导致妊娠肥大垂体缺血坏死或萎缩,多种垂体前叶激素分泌不足,出现以产后无乳、闭经、性欲减退、毛发及牙齿脱落、畏寒、皮肤干燥、疲倦乏力等为主要临床表现的一种内分泌疾病。中医多将本病归属于产后虚劳、劳瘠等范畴,实属难治之疾。采取滋补肝肾、重调阴阳之法,取得了满意疗效。本病患者阴阳形气俱不足,助阳则伤阴,益阴则碍阳。在治疗中重在调补阴阳、补气血。通过滋补肝肾,充养冲任督脉,能够激活性腺轴,提高雌激素分泌水平,促进第二性征发育,调整性功能,起到治疗效果。方中熟地、菟丝子、枸杞子、山茱萸滋补肾阴,养肝血;丹皮入血分清虚热而舒血;山药、茯苓培中土,以滋精血后天之源,桂枝、附子暖阴阳,取阳性之动而生阴、阳中求阴之意;葛根助胃中阴气,使胃气上行,输布津液;龟板、阿胶是血中有情之品,和当归同用生精补血。本方有补阴阳、生化精血之效。阴阳调,气血足,诸症自除。而王蒿志认为席汉氏综合征属中医精亏血枯之闭经范畴。此病虽阴阳两虚,心肝脾肾气血大亏,但以脾肾阳虚、冲任不盈为其主要病机;且因阳虚而寒湿内生,气血两亏致胞脉瘀滞者并非少见。故选甘咸性温、血肉有情之紫河车、鹿茸温补肾元,补精养血固先天之本;参、芪、术益气健脾充后天之源,用小剂量,川椒取其温补脾肾,除湿和中之力;鳖甲疗"妇人经脉不道……产后阴脱"(《本草纲目》),地鳖虫"善化瘀血,最补损伤"(《长沙药解》),二药活血通络而不峻,且通而能补。诸药相合,共奏补肾健脾、益气养血、祛湿通络之功。

第14章 跟名中医学尿崩症的治法

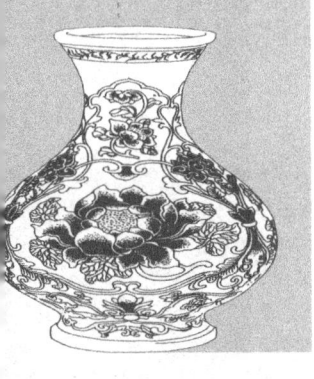

尿崩症是由于下丘脑-垂体后叶病变使抗利尿激素（ADH）分泌和释放不足，或者肾脏对ADH反应缺陷，致使肾小管重吸收水的功能障碍，从而引起以多尿、烦渴、多饮、低比重尿和低渗尿为特征的一组综合征。在临床上，前者被称为中枢性或垂体性尿崩症，后者被称为肾性尿崩症，单独以尿崩症立名者主要是指垂体性尿崩症。临床主要表现为多尿，烦渴多饮，低比重尿和低渗透压尿。本病可发生于任何年龄，但以青少年为多见，男性多于女性，男女之比为2∶1。本病在中医学中当属广义"消渴"范畴，有学者认为属消渴之膈消(上消)，与上焦心肺有关，但也有表现为与脾肾有关者，故从其临床特点、症状表现来看，以"渴利"命名最为适宜。

解说病因1、2、3

现代医学认为，尿崩症的基本缺陷是由于不同原因使 AVP 调节机体水平衡作用发生障碍，尿液不能被浓缩。中枢性尿崩症的发病是由于发育上或其他原因造成产生 AVP 的神经原细胞缺失，致原发的 AVP 分泌缺乏；或后天原因涉及到下丘脑-神经垂体部位的各种占位病变、浸润性炎症、缺血性或手术与头部外伤等任何一种病变，使 AVP 的合成和释放减少，导致尿液浓缩障碍，不足以维持尿的浓度，尿流量增加而产生脱水。体内水分丢失的结果引起血浆渗透压、血浆钠轻微升高，刺激口渴中枢引起渴感而增加水的摄入，故临床表现为多饮、多尿、大量低渗尿，血浆 AVP 水平降低，应用外源性 AVP 有效。肾性尿崩症的发病则是由于遗传性疾病等各种原因引起肾脏对起抗利尿作用的 AVP 缺乏反应、有抵抗，即肾脏对生理量 AVP 的抗利尿作用不敏感，使尿液不能浓缩而引起多尿，其与中枢性尿崩症相比均有多尿、低渗尿等特点，但不同的是对外源性 AVP 缺乏反应，血浆 AVP 水平正常或升高。

中医认为，尿崩症多为肺、脾、肾三脏功能失常，水液代谢失调所致，其与肾气不固关系最为密切。本病主因禀赋不足、情志失畅、湿热外侵或跌仆损伤等诸因素致脏腑虚弱，尤其是肾中阳气不足，小溲施泄无度而成。肾精不足为本病的基本因素，与西医学中抗利尿激素分泌不足寓有相似之含义。肾精不足，在阴虚的基础上，阴虚火旺，邪热炽盛，或五志化火，引发燥热，或外伤致瘀血内留，瘀而化热，皆可进一步导致热盛伤津；或湿热外侵，也耗损阴津，影响肺肾，可导致水津输布失常，"肾水一虚，则无以制余火，火因水竭而益烈，水因火烈而益干"。故口渴烦饮之症并见，饮频溲多，互为因果，呈一派阴虚燥热之象。阴津亏虚日久，阴损及阳，命门火衰，阳虚失之气化，水湿不运，更阻遏气机，病即由肾及脾，而呈脾肾阳虚之候。至后期病久，则更可致阴阳两虚,形体羸弱,则成难治之证(见图14-1)。

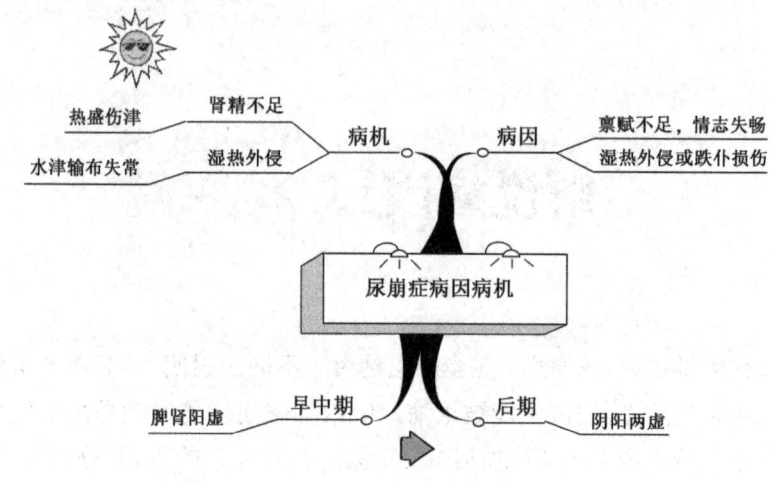

图14-1 尿崩症的病因病机

中医治病,先要辨证

尿崩症以烦渴狂饮、尿频量多为特征,但病久均伴见形体消瘦、头晕目眩、失眠多梦、心悸乏力、皮肤干燥、耳鸣耳聋、腰背酸痛、肢体麻木、阳痿遗精、月经愆期等繁多的临床表现,辨证治疗多采用清热滋阴、生津固涩、补益脾肾类中药。一般分下列证型论治。

1. 阴虚燥热证

烦渴狂饮,小便频多,咽干灼热,大便干结,舌红少津,苔黄脉数。治以清热润肺,生津止渴;方以白虎汤加味。

2. 气阴两虚证

烦渴狂饮,小便频多,形体消瘦,神疲乏力,心悸气短,恶心呕吐,头晕目眩,舌红少津,苔黄,脉细数。治以益气养阴,生津止渴;方以生脉散加味。

3. 阴阳俱虚证

烦渴狂饮,小便频多,口干咽燥,头晕目眩,五心烦热,腰膝酸软,遗精阳痿,月经紊乱;舌质红绛,苔黄,脉细弱。治以滋阴助阳,益气固涩;方用偏肾阴虚者,六味地黄汤加减;偏肾阳虚者,桂附八味汤加减(见图14-2)。

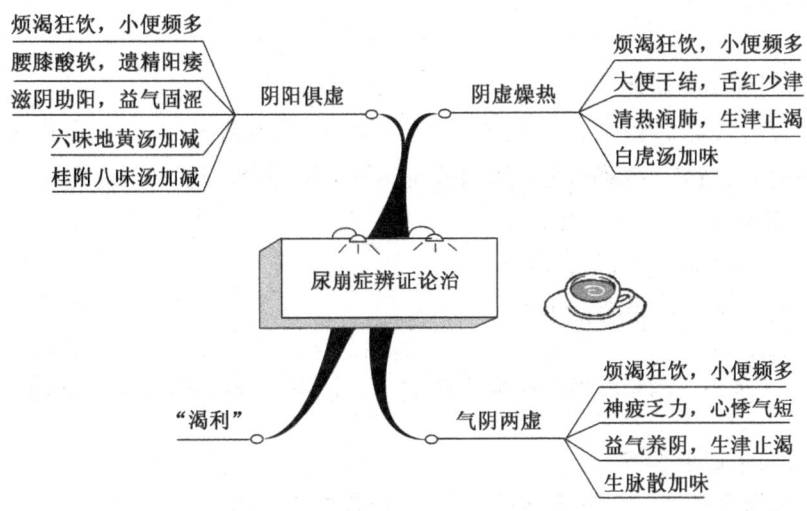

图14-2 尿崩症的辨证论治

尿崩症的大医之法

大医之法一:养阴滋补方

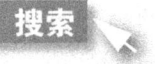

(1)杨少山验方

药物组成:明天麻6g,枸杞子30g,钩藤15g(后下),杭白芍15g,制龟板15g,生熟地各15g,北沙参30g,麦冬10g,桑螵蛸10g,龙骨15g(先煎),菟丝子15g,怀山药30g,煅牡蛎30g(先煎),金樱子15g,佛手片6g。

功效:养阴滋肾平肝。

主治:尿崩症肾阴不足型。

[李航.杨少山运用养阴法治疗举隅.浙江中医学院学报,2005,29(3):56]

(2)闫昭君验方

药物组成:沙参18g,天麦冬、白芍、菟丝子、芡实各15g,玄参、乌药、金樱子各6g,益智仁9g,鸡内金12g,生熟地、乌梅各6g,天花粉、知母、山萸肉、枸杞子、黄芪各10g,淮牛膝15g。

功效:养阴生津,滋补肝肾。

主治:尿崩症肝肾阴虚型。

[张晶.闫昭君治疗尿崩症经验[J].四川中医,2002,20(7):24]

(3)范仁忠验方

药物组成:生地、熟地、龟板、甘草、山药各30g,黄连45g,黄柏9g,党参15g,羚羊角1.5g。

功效:养阴泄热,益气补脾。

主治:尿崩症。

加减:随症酌加葛根、石斛、木瓜、生晒参、大麻仁、酸枣仁、五味子、桑螵蛸、鲜芦根等味;病情稳定后,亦可守服甘草粉。

[范仁忠.养阴泄热益气补脾法治尿崩症.浙江中医杂志,1986,(8):399]

(4)李春验方

药物组成:石膏40~90g(先煎),知母、生地各30~50g,淮山药、太子参各20~40g,天花粉、麦冬各30~60g,赤芍10~20g,首乌、益智仁各12~20g,茯苓5~10g,陈皮3~8g,生甘草9~30g。

功效:滋阴润燥,益气。

主治:尿崩症。

加减:气虚甚者加西洋参10~20g,黄芪15~30g;阳虚甚者加肉桂3~8g,制附片5~10g;夹湿者加苍术5~8g。

[李春,等.滋阴润燥益气法治疗尿崩症.新中医,1995,(7):19]

大医有话说

　　杨少山认为肾性尿崩症是一种由各种原因（包括遗传性和梗阻性肾病、慢性肾盂肾炎等继发性疾病）所致的肾小管对水的重吸收功能障碍的疾病，临床表现为多尿、烦渴、持续性低比重尿。中医根据症状将尿崩症归于消渴病中的"上消"和"下消"范畴，其主要病机为阴虚为本，燥热为标，两者互为因果，燥热甚则阴愈虚，阴愈虚则燥热愈甚。正如《临证指南医案·三消》指出："三消一证，虽有上中下之分，其实不越阴虚阳亢，津涸热淫而已。"上下消的病变虽与肺肾均有关，但杨师认为以肾为关键。若肾阴不足，阴虚火旺，火上炎至肺，津液干枯，则烦渴多饮；热伤肾阴，则津液外流，致使多溲。同时因肾阴不足，不能上通于心，遂呈寐差、健忘、腰酸等心肾两虚之象。治疗上多采用养阴滋肾固涩法。闫昭君认为尿崩症是由于下丘脑-垂体损害引起抗利尿激素分泌减少所致，亦可继发于其他疾病，属于临床诊治较棘手的疑难病症。此病在中医属"消渴"范畴。肾属水，肝属木，水生木，肝与肾为母子之脏。肝主疏泄，肝气上升，喜舒畅条达，其作用表现在肝能促进血液和津液的运行，血液的运行和津液的运行输布均有赖于气的推动作用，在津液代谢方面，肝主疏泄，调畅气机，可疏通水道，调畅三焦之气机升降出入。正如《血证论》中云："气行则水亦行。"可见，肝脏在水液代谢方面亦有重要的促进作用。肝主疏泄与肾主封藏之间亦存在着相互制约、相反相成的关系，由于肝肾同源，肝肾阴阳之间的关系极为密切，肝肾阴阳息息相关，相互制约，协调平衡，在病理上常常相互影响。尿崩症中，肾阴不足，阴不制阳而致肝阳上亢，称之为"水不涵木"之证，临床上烦渴、多饮、皮肤干燥、五心烦热、烦躁等症状，皆是阴虚阳偏亢之象，在治疗上补肾的同时不忘养血柔肝。正如《医方集解》曰："六经备治，而功专肾肝，寒燥不偏，而补养气血。"肝脏体阴而用阳，肝藏血是指肝内必须储有一定的血量，以制约肝的阳气升腾，勿使过亢，以维持肝的正常疏泄功能，使之冲和条达。临床用药时，选用当归、白芍、五味子、枸杞子、阿胶、枣仁、女贞子等养血柔肝之品，养血以柔肝，使肝之舒畅条达之性得复，可促进肾脏开阖功能的恢复。而范仁忠认为本病的治疗不可单纯降火养阴而忽视益气补中，亦不可专事蛮补，不予清泄，必须采用滋阴清热、益气补脾法，以恢复和稳定体内水液的正常输布与调节。他的方中生地、熟地、龟板滋肾水，除燥热，对尿多溲频、阴不济阳等用之最宜；黄连、黄柏、羚羊角为大寒清热之品，与上药配伍既能清热泻火除烦，且无燥化夺津之虞；党参、甘草、山药系甘苓扶中，补脾而助生化之源。据研究，补中益气之甘草，滋阴育液之龟板，泻火泄热之羚羊角对本病有卓著功效。药理研究证实甘草的抗利尿作用在于甘草甜素、甘草次酸及其盐类。格拉尔氏认为甘草能增强肾小管对钠和氯的再吸收，而呈抗利尿之效，并指出其作用方式与DOCA不同，可能是其对肾小管产生的直接作用；龟板治疗本病作用可能与其含有丰富的钙离子激活了下丘脑的某种释放因子的辅酶有关；羚羊角凉肝清心，息风镇惊，有调节中枢神经功能之效，对恢复神经垂体机能减退似有一定作用。据此，在临床施治过程中，针对病理变化而选用具有特定效果的药物是提高疗效的关键。李春认为阴亏肺燥气虚为本病的重要特征，方中用大剂量石膏、知母、生地、麦冬、天花粉滋阴润燥；太子参、淮山药补气助运；佐以乌药、益智仁补助肾气，统摄下焦之开合。诸药相配有固本救源之功。由于部分病例存在血滞和湿停的表现，故方中配赤芍通利血脉，陈皮运脾除湿又可防滋腻碍胃。赤芍的运用可以提高疗效，但值得注意的是，本病毕竟是以阴亏气虚为本，尽管部分病例有夹湿表现，也应以滋阴益气为主，稍佐渗利，以防重伤津液。

大医之法二：行气化湿方

搜索

(1)梁萍茂验方

药物组成：杏仁20g，白蔻仁20g，生苡仁20g，茯苓20g，滑石15g（包煎），通草10g，半夏15g，厚朴15g，竹叶10g，火麻仁20g。

功效：理气化湿泄浊。

主治：尿崩症湿阻气滞型。

[黄梦哲．梁萍茂运用温病学方剂治疗内分泌疾病验案3则．江苏中医药，2010，42(10)：38～40]

(2)黄志贤验方

药物组成：桂枝3g，白术、茯苓、泽泻、猪苓各5g。

功效：通阳化湿，行气利水。

主治：尿崩症水气内停型。

大医有话说

梁苹茂认为三焦水道失调,开阖失司,故多尿、烦渴,湿邪凝留,故四肢倦怠、酸重,胃脘痞满。本方用杏仁轻宣肺气;白蔻仁、厚朴、半夏芳香化浊,燥湿理气;生苡仁、通草、滑石、茯苓淡渗利湿;合用竹叶以轻清宣透郁热。吴鞠通云:"惟以三仁汤轻开上焦肺气,盖肺主一身之气,气化则湿亦化也。"因尿崩下泄,无有津液以润肠腑,导致大便干结,故加火麻仁、郁李仁等以润肠通便。药证合拍,故获良效。黄志贤认为此案为水气内停,气不化津,敷布失司,而致"胃中干",是以渴饮无度,胃津匮乏,食少纳呆,致生化不足而憔悴萎黄,手足欠温。五苓散通阳化气,使内停之水气得以腾化。渴饮无度除,饮少则尿亦少,故尿崩之症得愈。

大医之法三:益气固涩方

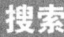
搜索

(1)谭宏深验方

药物组成:黄芪100g,芡实60g。

功效:补气健脾固涩。

主治:难治性尿崩症。

[谭宏深.自拟缩尿方治疗难治性尿崩症1例.广西中医药,2008,31(1):39]

(2)叶枫验方

药物组成:山药12g,山萸肉12g,茯苓15g,泽泻10g,丹皮10g,生地20g,覆盆子10g,金樱子6g,桂枝3g,乌药6g,益智仁6g。

功效:益气固涩,健脾补肾。

主治:尿崩症气虚失摄型。

[叶枫.六味地黄汤合缩泉丸治疗尿崩症.中医研究,2002,15(4):59～60]

(3)孙谊验方

药物组成：红参、党参、黄芪、山药、龟甲、甘草各20g,生地、熟地、枸杞子、淫羊藿、元参、水牛角各30g,苍术10g,羚羊角3g。

功效：益气健脾,养阴补肾。

主治：尿崩症脾气亏虚型。

[孙谊.尿崩症治验1例.山西中医,2005,21(4):26]

(4)陈广迪验方

药物组成：Ⅰ方:生地、山茱萸、麦冬各15g,黄芪、山药各30g,丹皮、五味子、桑螵蛸、芡实各10g。Ⅱ方:熟地、山茱萸、肉苁蓉、破故纸、党参各15g,五味子、陈皮、桑螵蛸各10g,肉桂6g(后下)。

功效：补肾,益气固涩。

主治：主治脑外伤后尿崩症。

用法：治疗方法为上药水煎,每日1剂。肾阴虚者用Ⅰ方,肾阳虚者用Ⅱ方。均加服生甘草粉5g,每日4次。疗程3～6周,平均4周。肌注鞣酸血管加压素5U,每周1次。

[陈广迪.中西医结合治疗脑外伤后尿崩症8例.中西医结合杂志,1990,(10):617]

大医有话说

《内经》曰:"膀胱不约为遗溺。"谭宏深认为膀胱仅主藏溺,主出溺者,三焦之气耳。故尿液之正常排泄,有赖于膀胱、三焦功能之健全。所谓三焦者,肺、脾、肾也。本组继发性尿崩症,因严重颅脑外伤,气血受损,入院后应用强脱水之剂,导致患者气血两虚,肺、脾、肾受损。肾虚则下元不固,气虚则下陷,固摄无权,以致膀胱无能约束水液,造成尿崩症。方中重用黄芪益气,补脾肺,壮筋骨;配以芡实补中益胃,益精气,止渴固肾,敛尿。两者合用,达到补气固肾、摄水壮体之功效。叶枫认为尿崩症属于祖国医学消渴病的范畴,现代医学认为它是由于下丘脑产生利尿激素(ADH)的神经核(视上核及房室核)及神经纤维(下丘脑-神经垂体束)或垂体后叶损伤,使ADH分泌减少或缺乏,引起肾小管浓缩功能障碍所致。患者表现为多尿,低比重尿。祖国医学认为肾主骨生髓,脑为髓海,髓海充足,则机能正常。垂体门脉系统的分泌功能,属于中医脑髓功能范畴之内。脑髓充养,机能正常,则垂体门脉系统分泌ADH正常,ADH含量正常,尿崩症得以控制并痊愈。本病辨证为肾阴亏虚。六味地黄汤为滋补肾阴名方,能养阴摄精,固肾益精;缩泉丸温肾消尿,两方共用起固肾益精作用,不使水谷精微下注。同时尿崩症还是一种心身疾病,尤其是由情绪障碍所引起的躯体疾病。在治疗时须配合心理治疗,才能取得较好疗效。孙谊认为,《素问·逆调论》谓:"肾者水脏,主津液。"患者烦渴引饮,属下丘脑-垂体功能减退引起的中枢性尿崩症,中医辨证属脾肾阳虚。气阴不足,故选用生地、熟地、龟甲填精育阴,壮水滋燥,助阴济阳;红参、党参、黄芪、山药、甘草甘养培土,益气健中,以后天养先天;淫羊藿、枸杞子功擅补肾助阳,《本草纲目》谓淫羊藿"能益精气,真阳不足者宜之";苍术配元参、黄芪配山药,一气一阴,一脾一肾,益气养阴;羚羊角、水牛角泻热降火。诸药合用,着重益阴固肾,健脾升摄,临床收效满意。药理研究证实,甘草所含甘草甜素、甘草次酸及盐类能增强肾小管对Na、Cl的再吸收而呈抗利尿效应。龟甲含大量钙离子,是多种酶的激活剂,能激活下丘脑某释放因子的辅酶;羚羊角能调节中枢神经功能,从而恢复垂体功能。而陈广迪认为本病中医治疗以治肾为主,偏肾阴虚者滋阴补肾,偏肾阳虚者温补肾阳,均佐以益气固涩。二方加服生甘草粉可增强和巩固疗效。本组病例用中西医结合治疗后,不仅疗效较好,而且未见血压升高及全身浮肿等副作用。患者的精神、体力得到明显改善。

大医之法四:补肾健脾方

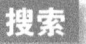

樊蛰验方

药物组成:熟附片6～40g,肉桂1～3g(后下),生黄芪30～60g,炙升麻10～15g,生甘草6～10g,怀山药15～45g,地黄30～60g,山萸肉6～12g,覆盆子15～30g。

功效:补肾健脾,温阳化气。

主治:中枢性尿崩症。

加减:肾阴虚较甚者加杞子、石斛;纳少腹胀者加山楂、麦芽、枳壳;胃脘积热,大便不通,或者头痛甚者,可酌加生石膏、生大黄、黄芩;夜寐不实者加夜交藤、合欢花。

［樊蓥．温阳化气法治疗9例中枢性尿崩症的初步观察．南京中医学院学报，1994；(2)：11］

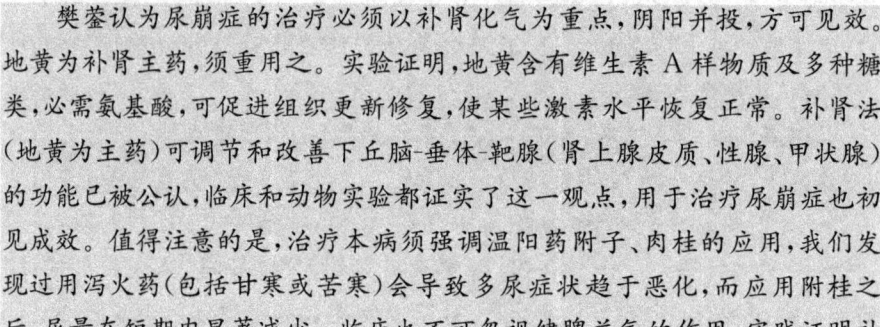

樊蓥认为尿崩症的治疗必须以补肾化气为重点，阴阳并投，方可见效。地黄为补肾主药，须重用之。实验证明，地黄含有维生素A样物质及多种糖类、必需氨基酸，可促进组织更新修复，使某些激素水平恢复正常。补肾法（地黄为主药）可调节和改善下丘脑-垂体-靶腺（肾上腺皮质、性腺、甲状腺）的功能已被公认，临床和动物实验都证实了这一观点，用于治疗尿崩症也初见成效。值得注意的是，治疗本病须强调温阳药附子、肉桂的应用，我们发现过用泻火药（包括甘寒或苦寒）会导致多尿症状趋于恶化，而应用附桂之后，尿量在短期内显著减少。临床也不可忽视健脾益气的作用，实践证明补肾法结合益气升提可显著地提高疗效，且不易复发。

第15章 名方护体，轻松度过更年期

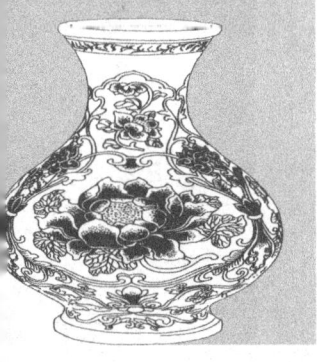

更年期指妇女从生育期到老年期过渡的生理转化时期，介于40~60岁。更年期综合征是指在更年期内由于卵巢功能衰退而引起的下丘脑—垂体—卵巢功能障碍，出现一系列躯体症状的综合征。临床可表现为月经不正常，常伴有潮热、失眠、情绪变化、阴道干燥等复杂症状，易引起心血管疾病，使骨质疏松发病率提高，又发生于绝经前后，所以在中医文献中被称之为"绝经前后诸证"。其病因《内经》指出"女子七七，天癸竭，地道不通"，也认为与年届七七(49岁)、肾虚、天癸物质减少有关。在我国，妇女平均绝经年龄49.5岁，与《内经》完全一致。近年来，随着人口的老龄化，妇女平均年龄明显提高，所以更年期和绝经后妇女的健康和疾病防治，日益受到医学界关注。

解说病因1、2、3

现代医学认为，自然绝经是由于卵泡数目逐年减少和排卵停止。进入更年期，当卵泡消耗殆尽，或残余卵泡对促性腺激素不发生反应，卵泡发育停止，不再合成激素而绝经，可表现为雌激素、孕激素和抑制素分泌减少，而雄激素分泌反见增多，卵巢体积也逐渐减小，下丘脑-垂体-卵巢轴出现相应的变化。一般可分为三个阶段，即下丘脑-垂体功能活跃期；排卵与黄体功能衰竭期；卵巢卵泡衰竭、性激素匮乏、绝经期。内分泌激素分泌的变化，不但会影响到生殖系统、泌尿道、乳腺、皮肤、毛发，雌激素不足还可引起自主神经功能障碍和精神神经系统症状。

中医认为，绝经前后诸证的发生主要是因为年届七七，少阴肾虚，天癸将绝，精血不足，冲任脉虚所致。虽常见肝、脾证候，但关键在于肾虚，是少阴肾虚影响到太阴脾、厥阴肝。当然其症状出现与否及症状轻重程度，与体质、性情、饮食习惯、社会和家庭环境也有关系。如少阴肾阳素虚体质之人，至更年期其肾阳虚症状就可能更为突出；少阴心肾阴虚体质之人，至更年期其肾阴虚甚，心火失制，则容易出现心肾不交失眠、心悸、虚烦等症状；少阳肝郁体质的人，平素易抑郁，活动量小，更年期就更容易出现精神神经系统症状；太阴脾虚体质的人，更年期脾肾不足，水液蒸腾，水湿运化失职，易发生腹泻、水肿；厥阴肝旺体质之人，更年期肾阴先虚，就特别容易导致肝阳上亢，出现高血压等症状。肾虚到一定程度，阴虚内热，气滞血瘀，甚至可发生消渴病、胸痹心痛等相关症状（见图15-1）。

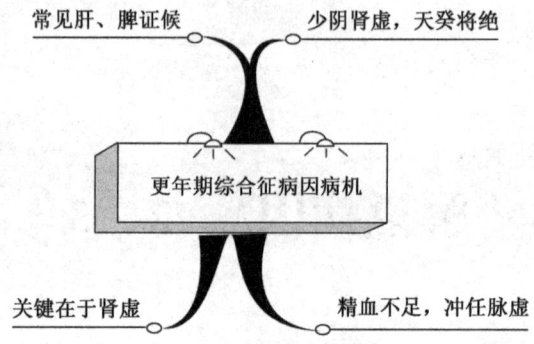

图 15-1　更年期综合征的病因病机

中医治病，先要辨证

对更年期综合征的辨证论治，应着眼于肾气渐衰，冲任脉亏损，精血不足，天癸将竭，阴血不足，虚火亢盛，人体调节阴阳平衡功能减退，进而出现阴阳偏盛偏衰这一基本病理改变。肾阴不足，阳失潜藏，或肾阳虚少，经脉失于温养；或精血同源，肾阴不足，肝肾阴亏，或水不济火，心肾不交；或肝旺脾虚，气滞血瘀等虚实夹杂。常按以下证型论治。

1. 肝肾阴虚证

头晕耳鸣，烘热升火，胸胁胀满，心烦易怒，五心烦热，心悸怔忡，失眠多梦，腰膝酸痛，口苦咽干，月经紊乱，量少色红，大便秘结，小便黄赤，舌质偏红，脉弦细数。治以滋肾养肝，潜阳纳气；方以大补阴丸加味。

2. 脾肾阳虚证

面色苍白，形寒肢冷，脘闷纳呆，腹胀便溏，夜尿频多，体胖肢肿，月经紊乱，量多色淡，舌质淡胖，脉象沉细。治以益气健脾，温肾助阳；方以四君子汤合右归饮加减。

3. 肝郁脾虚证

胸闷胁胀,烦躁易怒,悲伤欲哭,乳房胀痛,肢胀浮肿,纳食不振,大便溏烂,月经紊乱,舌淡苔薄,脉弦缓。治以疏肝健脾;方以逍遥散加味。

4. 心脾两虚证

心悸怔忡,虚烦不寐,或嗜睡多眠,神疲乏力,腹胀便溏,面色萎黄,月经紊乱、色淡量多,舌淡苔白,脉细弱。治以补益心脾;方以归脾汤加减。

5. 湿浊内滞证

烘热升火,面红汗出,胸闷恶心,纳呆腹胀,口干而苦,苔糙腻,脉濡细。治以芳香化浊;方以藿朴夏苓汤加减。

6. 气滞血瘀证

潮热面赤,头昏眼花,心悸心烦,失眠易汗,阵寒阵热,胁肋胀痛,骨盆酸痛,乳房欠丰;舌有瘀点,苔薄白,脉涩。治以疏肝解郁,理气活血;方以血府逐瘀汤加减(见图15-2)。

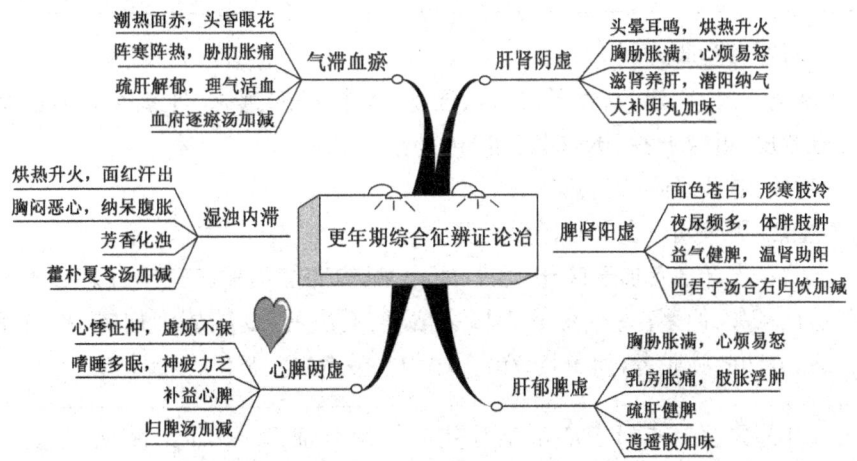

图 15-2 更年期综合征的辨证论治

更年期综合征的大医之法

大医之法一：滋养肾阴方

(1)张华验方

药物组成：熟地 18g，山药 13g，枸杞、山茱萸各 10g，茯苓 12g，炙甘草 6g，制首乌、龟板各 15g（先煎）。

功效：滋补肾阴。

主治：更年期综合征肾阴亏虚型。

[张华，张淑芳，李国鹏．中西医结合治疗妇女更年期综合征 206 例．陕西中医，2001，22(11)：659]

(2)祁秀兰验方

药物组成：生地、女贞子、知母、酸枣仁、朱茯苓、远志、丹参各 15g，巴戟天、合欢皮、川楝子各 10g，胡黄连 3g，浮小麦 30g。

功效：滋补肾阴，宁心安神。

主治：更年期综合征心肾不交型。

加减：出汗多者加五味子、煅牡蛎，心烦少寐加山栀、夜交藤；兼肾阳虚者，加仙灵脾、仙茅；头痛头晕者加夏枯草、石决明；皮肤瘙痒加蝉蜕、白蒺藜；疲乏，四肢肿胀者，加黄芪、泽泻；小便频数者加益智仁、桑螵蛸。

[祁秀兰．滋肾宁心汤治疗更年期综合征 70 例[J]．陕西中医，2002，23(5)：407]

(3)邓颖验方

药物组成：知母、山萸肉、仙灵脾各 15g，酸枣仁、煅龙牡各 20g（先煎），百合、浮小麦各 30g，鳖甲 10g。

功效：滋肾养阴，宁心安神。

主治：更年期潮热汗出。

加减：汗出多、易感风寒者加玉屏风散；全身酸痛、关节不利者加桑枝、木瓜、羌独活等以通经活络止痛；烦躁易怒者加白芍、香附、白蒺藜、甘麦大枣汤等疏肝理气，养血安神；心悸、失眠多梦者加夜交藤、合欢皮、磁石等以养心安神定志；阴道淋漓出血者加益母草、生山楂、仙鹤草等以活血止血。

[邓颖．滋肾汤治疗更年期潮热汗出50例．陕西中医，2004，25(5)：406～407]

大医有话说

张华认为更年期后，病人往往免疫功能较低，药理实验证明，补肾健脾药具有调节机体免疫功能、改善物质代谢等作用，所以补肾健脾可提高免疫功能和抗病能力，既可达到治疗效果，又可延缓人体衰老。从祖国医学及现代药理研究可知，补肾健脾药还有治疗更年期多发病如高血压、冠心病、糖尿病、高血脂等疾病的功效。如补肾汤中熟地可生精补髓、强心、利尿、降血糖、抗炎；山茱萸收敛固涩，又能补肝肾而助阴阳，有利尿、降压及抗菌作用；山药补益脾胃，补肺益阴，固肾涩精，可用于消渴之口渴多饮；枸杞有降血糖和降胆固醇的作用，并有抑制脂肪在肝细胞的沉积和促进肝细胞新生的作用及轻微阻止动脉粥样硬化形成的作用。六味地黄丸中丹皮有镇静、催眠、降低血管通透性、降血压作用；茯苓可利水渗湿，健脾和中，宁心安神，有利尿及镇静、降血压作用；泽泻可利尿，对血中胆固醇含量有轻度抑制作用，能减轻动脉粥样硬化的发展，此外还有降低血压与轻度降血糖作用。祁秀兰认为在经断前后，天癸将竭，肾气渐衰，数历经、带、胎、产，耗损阴血，冲任亏损，肾之阴阳失衡，复加平时劳心过度，营阴暗耗，则肾阴更亏，阳失潜藏。滋肾宁心汤方中生地、女贞子、知母以滋养肾阴，佐巴戟天滋肾壮阳，《景岳全书》说："善补阴者，必于阳中求阴，则阴得阳升，而泉源不竭。"胡黄连清虚热；丹参、酸枣仁、朱茯苓、远志宁心安神，交通心肾；浮小麦退虚热敛汗，与朱茯苓配伍又有健脾之功；合欢皮、川楝子疏肝解郁。全方除滋肾宁心外还有健脾疏肝之意，从而恢复心肾交济，能调节阴阳平衡，提高和延长卵巢功能，治疗和缓解更年期症状。邓颖认为更年期综合征是妇女绝经前后雌激素水平波动或下降所致的自主神经系统功能紊乱为主，伴有神经心理症状的一组症状群,潮红、潮热是妇女进入围绝经期后的特征性症状。中医学认为,妇女在绝经前后,肾气渐衰,冲任二脉虚衰,阴阳平衡失调。临床观察,烘热汗出,主要是肾阴衰,阴不潜阳,阳虚外越迫津外泄所致,治疗以滋肾阴为主。本方中山萸肉能补能涩,滋肾养肝,泻火除烦;龙牡、鳖甲合用能滋肝肾之阴而潜纳浮阳;而淫羊藿为补肾助阳之品,在滋补肝肾之阴同时,适量配以补阳药,使阴得阳升,泉源不竭,最终达到阴阳平衡;百合、浮小麦等除烦解郁;现代药理表明,知母有镇静作用,能降低神经系统的兴奋性,配酸枣仁等可降低大脑皮层过度兴奋,治疗虚烦失眠;仙灵脾等补肾中药具有性激素样作用,长期服用不仅能改善更年期症状,还能延缓衰老。全方以滋养肝肾为主,佐以解郁安神,补泻共进,阴阳互济,使肾中精气充盛,各脏器得以濡养。从临床观察,滋肾汤改善和治疗更年期潮热汗出及其他症状,再配以合理的锻炼、饮食、心理调适及适当的按摩等效果更佳。

大医之法二:调和肝脾方

搜索

(1)赵建明验方

药物组成:白芍、山药、太子参、茯苓、酸枣仁各20g,醋柴胡、生龟板(先煎)各10g,生龙骨30g(先煎)、白术15g、生甘草、木香各8g,麦冬、丹皮各12g。

功效:疏肝解郁,益气健脾。

主治:更年期综合征肝脾不调型。

[赵建明. 调和肝脾法治疗女性更年期综合征62例. 陕西中医, 2002,23(5):406~407]

(2)曹永革验方

药物组成:柴胡10g,当归10g,白芍10g,白术10g,茯苓12g,陈皮10g,炙甘草5g,生地10g,桑寄生15g,大枣5枚,生姜3片。

功效:疏肝解郁,补肾健脾。

主治:更年期综合征肝郁脾虚型。

[曹永革.逍遥散治疗更年期综合征体会.现代中西医结合杂志,2003,12(2):196]

大医有话说

赵建明认为更年期是肾气渐衰、冲任二脉亏损、精血不足、天癸将竭的生理变化时期,此时机体的阴阳调衡能力减退,因此,易导致脏腑功能失常。然而近年来,他们发现,由于生活节奏加快,竞争日益地加剧,一些妇女心理承受能力较差,在精神紧张、社会、家庭变故等因素影响下,机体脏腑功能失调,在40岁左右就出现类似的经断前后诸症,如烘热汗出、五心烦热、头晕耳鸣、心烦易怒等症,祖国医学认为五脏与情志密切相关,不但情志太过可影响脏腑功能,而且脏腑功能失调也往往会出现相应情志变化,因此阴液暗耗,肝肾阴虚,肝阳亢或肝郁脾虚,肝脾不调,可使多数妇女出现类似更年期综合征的表现;另一方面更年期综合征的妇女多有如烦躁易怒、失眠多梦等症,可见情志改变是本病的一大特点,因此调和肝脾在本病的治疗中占有重要地位。运用调和肝脾法治疗,收到了满意效果。方中太子参、麦冬益气养阴;白术、茯苓、山药健脾化湿;柴胡、丹皮、木香疏肝解郁化热;龟板、龙骨、酸枣仁滋阴潜阳宁神。诸药配伍,体现了中医学同病异治,治病求本的整体观念和辨证论治的特点。曹永革认为更年期综合征症状多种多样,多数有烘热感、自汗、盗汗、潮热、头晕、心悸、胸闷、心烦失眠、急躁易怒、情绪不稳、口干口渴、五心烦热诸症,舌质多暗红,脉弦细或弦滑。部分患者血压波动较大,多存在血压升高,心电图检查常出现ST段及T波的改变。西医认为是由于卵巢功能减退,雌激素水平下降而致丘脑-垂体-卵巢轴功能失调,自主神经系统功能紊乱为主的症候群。按传统中医理论,本病可归于"头晕"、"心悸"、"自汗"、"失眠"等症,辨证为肾之阴阳虚衰、天癸渐竭、冲任不固,表现出脏腑气血不调、阴阳失去平衡而引起的一系列病症。治疗上当以补肾为主。但单纯应用补肾之剂,临床疗效一般。细究之,肝肾同源,肾阴不足,可使肝阴不足而致肝阳偏亢,肝失疏泄之职,气机不畅,故予逍遥散治之。该方源于《太平惠民和剂局方》,方药由柴胡、当归、白芍、白术、茯苓、甘草等组成,功能为疏肝解郁、健脾和营,主治肝郁血虚,脾失健运。故用其治之可获良效。

大医之法三:理气养血方

搜索

(1)韩凤云验方

组成药物:熟地、阿胶(烊化)、龙齿各20g,当归、白芍、枸杞子、麦冬、川楝子各15g,龟板、炒枣仁各12g,香附10g,浮小麦30g,大枣10枚。

功效:养血滋阴,理气安神。

主治:更年期综合征气血不足型。

> [韩凤云. 养血滋阴法治疗更年期综合征162例. 陕西中医,2002, 23(5):405]

(2)吴心芳验方

药物组成:知母、黄柏各9g,女贞子、旱莲草、枸杞、百合各12g,首乌20g,郁金、仙灵脾、代赭石(先煎)、煅龙牡(先煎)、珍珠母(先煎)各30g,肉苁蓉12g,香附10g。

功效:养血理气,补益肝肾。

主治:更年期综合征。

> [吴心芳. 中药治疗更年期综合征50例. 陕西中医,2002,23(11): 969～970]

大医有话说

韩凤云认为由于绝经期妇女卵巢功能衰退,卵泡分泌雌性激素和孕激素减少,对下丘脑-垂体的负反馈作用减弱,出现下丘脑与垂体功能亢进,血浆中黄体生成素释放激素(LHRH)和卵泡刺激激素释放因子(FSH-RF)水平增高。以上病变导致下丘脑和垂体功能失调,如果大脑皮质抑制功能失调,就会出现精神和自主神经系统功能紊乱,而引起一系列症候群。中医理论认为,七情所伤,皆可伤肝,对妇女尤为重要,叶天士在《临证指南医案》中说:"女子以肝为先天。"所以本病的关键是肝失调节。肝主藏血和主疏泄,可以制约肝阳升腾,使之疏泄条达,肝藏血的功能还可以调节人体全身脏腑部分血量的重新分配,对外周血管血量也起重要调节作用,伴随人体的机能活动、情绪变化,机体各部分器官也发生微妙变化而致此病。现代医学对此病的治疗大多采用人工周期、镇静、激素和调节内分泌失调等,用于调整激素在低水平上的不平衡,但有其局限性。然而传统的中医疗法大多依其症状采用疏肝理气之法,该法一般多辛燥,更加重其阴血不足。该方中熟地、阿胶、当归、白芍以补血养血,可填补阴血之虚;枸杞子、麦冬养阴补肾,以补阴水不足;龟板滋阴潜阳,以制虚火之上升;川楝子、香附理气调经;龙齿、炒枣仁、浮小麦养心安神,益气敛阴。上述补血药与理气药合用,补而不滞,理气药与补血药合用,又理气不伤阴。诸药合用共奏养血滋阴、理气调经、安神之效。吴心芳认为更年期综合征是中年女性的常见病、多发病,中医属于"脏燥"、"不寐"、"百合病"范畴。中医基础理论认为肾气是妇女生理活动的根本,肾气的盛衰关系着人的发育、生殖、衰退等变化,女子五七开始阳明脉衰,到七七任脉虚,太冲脉少,天癸绝,人体从强壮到衰老,这与西医认为女人35岁以后体内雌激素呈明显下降趋势相符。西医治疗采用补充雌激素及对症处理,如谷维素、安定、罗拉等,而雌激素因有许多副作用和禁忌证,临床用之慎之又慎。中医药却没有这样的副作用,相反它却有着独到疗效。我们采用中医辨病与辨症相结合的原则,用女贞子、旱莲草、枸杞子补肾阴,用仙灵脾、肉苁蓉补肾阳,黄柏、知母清相火,百合滋阴养心,郁金理气宽胸,活血化瘀。药理研究显示仙灵脾、肉苁蓉补肾阳的药物有类雌激素样作用,能改善卵巢功能;而女贞子、旱莲草、枸杞子等补肾阴的药物则增加雌激素水平,从根本上改善体内激素水平,为病人解除痛苦,况且没有副作用,在临床上大有用武之地。

大医之法四:滋水清肝方

搜索

(1)杨宪煌验方

药物组成:熟地10g,山药20g,茯神15g,山萸肉10g,丹皮15g,栀子10g,柴胡10g,白芍20g,当归15g,白术10g,生龙牡各20g(先煎),龟板10g(先煎),知母10g,黄柏20g。

功效:滋水清肝。

主治:更年期综合征肾虚肝亢型。

[杨宪煌.滋水清肝饮治疗更年期综合征疗效观察.中国误诊学杂志,2007,7(9):1984]

(2)王玉霞验方

药物组成:青皮、苏梗、厚朴、半夏、川芎、当归、天门冬、麦门冬各15g,熟地黄、酒白芍、玄参、炒柏子仁、炒枣仁各20g。

功效:滋水清肝,理气安神。

主治:更年期综合征肝郁阴虚型。

加减:头晕甚者加菊花、牛膝各15g;心悸失眠甚者加琥珀、朱砂(吞服)各2.5kg;汗出频频者加桂枝15g;浮肿便溏甚者加茯苓、焦白术各20g。

[王玉霞.理气滋水安神汤治疗妇女更年期综合征102例.中医药学报,2001,29(5):29]

大医有话说

杨宪煌认为更年期综合征是指女性绝经期前后一个阶段内发生的一系列不适症状,主要原因是卵巢功能逐渐衰退,雌激素分泌减少。目前西医治疗本病主要采用荷尔蒙补充疗法。但近几年美英等国医疗研究机构先后宣布停止此疗法的实验计划,因为研究发现单项补充荷尔蒙者,罹患卵巢癌的概率比没有补充者高出六成。本病属中医"绝经期前后诸症"的范畴,祖国医学历代医家对该病早有探讨,《素问·上古天真论》云"七七任脉虚,太冲脉衰少,天癸竭,地道不通,故形坏而无子也"。妇女绝经期前后,肾气渐衰,肾精亏虚,冲任亏虚,精血不足,天癸将竭,肾精不足,肝失涵养。肝肾阴虚,阴不敛阳,肝郁木旺,虚火内扰,水火不能互济,阳阳平衡失调,从而出现诸多症候群,故肾虚是致病之本。治疗的关键在于调理肝肾、平衡阴阳。基本方中熟地、山萸肉滋养肾阴;白芍、当归柔肝敛肝、补血敛阴;龟板滋补肝肾之阴,潜降浮越之阳;柴胡疏肝解郁;丹皮、栀子泻虚热以制阳亢;生龙牡敛汗潜阳、镇心安神;黄柏、知母清热坚阴。全方配合,共奏滋阴益肾、清热疏肝之功。临床观察,疗效显著。王玉霞认为妇女近绝经前后,肾气渐衰。冲任亏虚,天癸将竭,精血不足,阴阳平衡失调,发生月经由失调而断绝的自然生理变化。以往治疗多以补为主,也不能把此生理现象逆转,故拟理气滋水安神汤治疗此病,旨在调理其机体适应新的生理环境,顺利度过绝经前后。

肾阴不足,水不涵木则肝气易郁,青皮、苏梗、厚朴、半夏疏肝理气;熟地黄、川芎、酒白芍、当归、玄参、天门冬、麦门冬滋养肾阴;因肾阴不足不能上济于心,或平素心气不足不得下通,则心肾不交,故宜宁心安神,用炒柏子仁、炒酸枣仁、朱砂、琥珀;调和营卫用桂枝以止汗。全方理气、滋肾、宁心、安神,使肝气疏达,肾阴充养,心肾相济而诸症皆平。

第16章 名方在手,帮你扫除多囊卵巢综合征

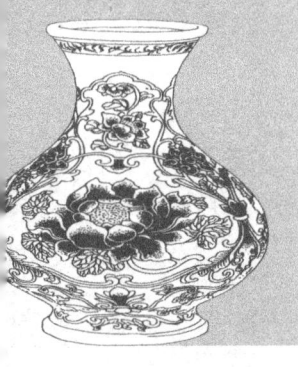

多囊卵巢综合征是由月经调节机制失常所产生的一种综合征,也称Stein-Leventhal综合征。好发于年轻妇女。临床上以月经稀少、继发性闭经、无排卵性不孕、子宫发育不良、多毛、肥胖为特征性表现。病理上有双侧卵巢增大(或不增大)、卵巢包膜增厚伴多发性滤泡增大形成囊肿。

多囊卵巢综合征归属中医学"闭经"、"癥瘕"范畴。中医认为其发生系由脾肾虚损、痰湿内阻、瘀血阻络所致。治疗多以健脾补肾、活血化瘀、化痰利湿、软坚散结为常法。

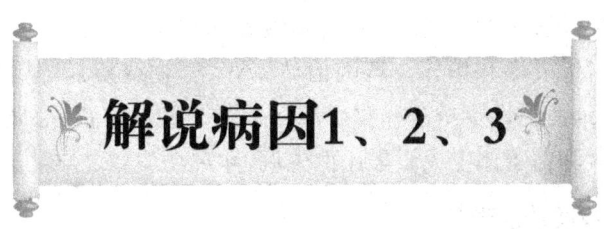
解说病因1、2、3

多囊卵巢综合征的病因病机尚未完全阐明。目前认为其发生可能与卵巢功能异常、垂体功能障碍、下丘脑病变以及肾上腺皮质功能紊乱等因素有关。

1. 卵巢功能异常

被认为是发病的首要因素。卵巢类固醇生物合成所需酶系统的功能缺陷,如芳香化酶不足,不能合成雌酮或雌二醇,于是其前身物质雄烯二酮和睾丸酮过量积聚。3β-醇甾—脱氢酶不足,则脱氢表雄酮过量积聚。而雄激素(睾丸酮和17-酮类固醇)大部分可在周围组织(肾、肝、脂肪组织)转变为雌激素,因此,过多的雄激素和轮换的雌激素可能影响下丘脑周期中枢的功能,造成促黄体生成激素与卵泡刺激素的比例失调;卵泡膜细胞增生,产生性激素,抑制垂体促性腺激素的分泌,继之卵巢不能排卵,逐渐形成多囊性卵泡。

2. 垂体功能障碍

垂体促性腺激素分泌失调,致多囊卵巢综合征病人的尿与血中促黄体生成激素平均含量持续较高,但无促黄体生成激素高峰,而卵泡刺激素平均含量却低于正常,致使促黄体生成激素和卵泡刺激素比值不正常,因此卵泡不能发育成熟及排卵。由于卵泡刺激素的少量持续刺激,使卵巢不断出现许多不能成熟的囊状卵泡;促黄体生成激素分泌持续高于正常,使卵泡膜细胞增生和黄素化,造成卵巢的多囊性病变;促黄体生成激素的持续刺激,还可影响卵巢中酶系统的功能,致使雌激素合成受阻,雄激素产生占优势,故呈现男性化体征。

3. 下丘脑功能失调

下丘脑通过卵泡刺激素-释放激素和促黄体生成激素-释放激素的分泌,控制垂体促性腺激素的分泌,在卵泡刺激素和促黄体生成激素的协同作用下,使卵泡发育、成熟和排卵。若因情绪紧张、药物或疾病等因素引起下丘脑功能失调,致使促性腺激素释放激素和抑制激素分泌紊乱,导致垂体分泌的卵泡刺激素和促黄体生成激素比例失调,卵巢功能随之异常。

4. 肾上腺皮质功能紊乱

肾上腺皮质增生或库欣综合征及某些肾上腺肿瘤患者,常伴随无排卵和类似多囊卵巢的表现。推测由于肾上腺皮质网状带分泌过量的雄性激素,可抑制下丘脑、垂体促性腺激素的正常分泌而引起本征。

中医认为本征的发生与脾肾虚损及瘀血、痰湿有关。肾为先天之本,主生长、发育与生殖。《内经》载:"女子七岁,肾气盛,齿更发长,二七而天癸至,任脉通,太冲脉盛,月事以时下,故有子。……七七任脉虚,太冲脉衰少,天癸竭,地道不通,故形坏而无子也。"可见女子的生长发育、衰老及孕育均与肾气、冲任脉有密切关系。肾气盛,则生长发育良好,肾虚则子宫发育不良、不孕。冲脉属于奇经八脉之一,是全身气血运行的通道,为十二经之海,起于胞宫,调节月经;任脉同起胞宫,输注人体阴液,维持人体营养和生殖机能。两者皆隶属于肝肾,协同调节正常月经周期和生殖机能。肾气旺盛,产生一种具有促进人体生长发育和生殖的基本物质,谓之"天癸"。因此,月经周期的出现和孕育是"肾—冲任—胞宫"之间的阴阳平衡,类似下丘脑—垂体—卵巢—子宫内膜之间的调节机制,肾气虚衰,冲任亏损,则月经不调和不孕。脾为后天之本化生气血,经为血所化。月经的盈亏决定于脾胃功能的强弱。脾胃虚弱,化生气血和运化水湿功能不健,痰湿内生,阻滞经络,形成癥瘕。气为血帅,血为气母,气行则血行;血的运行有赖气的推动,气虚推动无力,则血液瘀滞。后天不足,先天失养,脾肾两虚,天癸不足,痰湿内生,瘀血阻络是多囊卵巢综合征的基本病因病机,从而出现月经稀发、闭经或功能性子宫出血、子宫发育不良、无排卵型不孕、多毛、肥胖等一系列特征性临床表现(见图 16-1)。

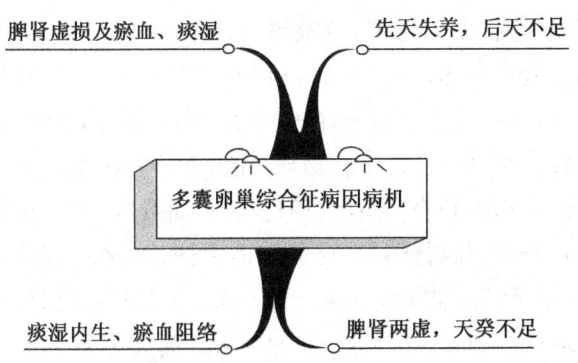

图 16-1　多囊卵巢综合征的病因病机

中医治病，先要辨证

有按痰实型、肾虚痰实型、肾虚型论治；有按脾肾阳虚、肝肾阴虚、气血两虚和肝火型论治；有认为按肾虚痰实论治对伴有高催乳素血症者反应差，而用清肝补肾法可使催乳素降至正常，并排卵受孕。总之，分型论治未统一，归纳如下：

1. 痰实证

无特殊症状，体型丰满，毛发常多；或胸闷泛恶、便秘、闭经、不孕、基础体温呈单相型，阴道涂片表层嗜伊红细胞中等水平；舌淡、苔腻，脉弦滑。治以化痰软坚，益气健脾；方以六君子汤加味。

2. 肾虚痰实证

兼有肾虚痰实的见症，体内雌激素水平较低，舌淡胖，脉细。治以补肾化痰；方药为熟地15g，菟丝子15g，覆盆子15g，仙茅10g，仙灵脾10g，黄精15g，夏枯草15g，昆布15g，穿山甲10g，浙贝母15g。怕冷，加附子10g；便溏，去黄精，加山药15g。

3. 肾虚证

腰脊酸痛，胫酸膝软或足跟痛，耳鸣或耳聋，发脱或齿摇，尿后余沥或失禁,性功能减退及不孕等。偏肾阳虚,子宫发育不良,月经错后,量少色淡或经闭不行,四肢不温,面色暗黄,口淡粘腻,带下清稀,小便频数,舌淡胖、苔白腻,脉沉细。偏肾阴虚,子宫发育正常或发育不良,月经先期,量多色紫,或淋漓不断,唇红面赤,口苦咽干,夜寐多梦,小便短赤,大便燥秘;舌红少苔或光剥,脉细数。治以温补肾阳或滋补肾阴;方药为熟地15g,鹿角霜10g,菟丝子15g,覆盆子15g,狗脊10g,葫芦巴10g,仙灵脾12g,黄精15g,夏枯草15g;偏肾阳虚,方以金匮肾气汤(附子10g,肉桂5g,熟地15g,山药15g,萸肉10g,丹皮6g,泽泻15g,仙灵脾10g,茯苓15g,丹参15g,巴戟肉10g);偏肾阴虚,方以六味地黄汤加味(熟地15g,山药15g,萸肉10g,丹皮6g,茯苓15g,泽泻15g,枸杞子15g,制首乌15g,肉苁蓉15g,丹参15g,白芍15g)。

4. 气血两虚证

闭经或功血,形体瘦弱,头晕乏力,面色萎黄,纳呆便溏,心悸气短,乳房发育差,舌淡胖、边有齿痕,脉细弱。治以益气养血;方以归脾汤加味(党参15g,黄芪15g,白术35g,茯苓15g,枣仁15g,桂圆肉10g,木香6g,甘草6g,当归15g,仙灵脾10g,菟丝子15g,穿山甲10g,夏枯草15g)。

5. 肝火上炎证

闭经或功血,壮实肥胖,毛发浓密,痤疮彼起,口干喜冷饮,胸闷便秘,乳房胀痛;苔薄黄,脉弦数。治以清肝泻火;方以龙胆泻肝汤或知柏地黄汤(龙胆草6g,焦山栀10g,黄芩10g,当归15g,生地30g,柴胡10g,泽泻15g,甘草6g,知母10g,萸肉10g,山药15g,丹参15g,香附10g,橘叶10g,夏枯草15g)。

6. 脾肾阳虚证

闭经不孕,头昏乏力,怕冷嗜睡,腰酸便溏,乳房发育差;苔白,脉细。治以健脾温肾;方以附桂八味丸、苁蓉片或六子汤(熟地15g,山药15g,茯苓15g,泽泻15g,丹皮10g,萸肉10g,附子6g,肉桂6g,黄芪15g,白术9g,枸杞子9g,女贞子9g,菟丝子9g,覆盆子9g,王不留行9g,茺蔚子9g,肉苁蓉10g)(见图16-2)。

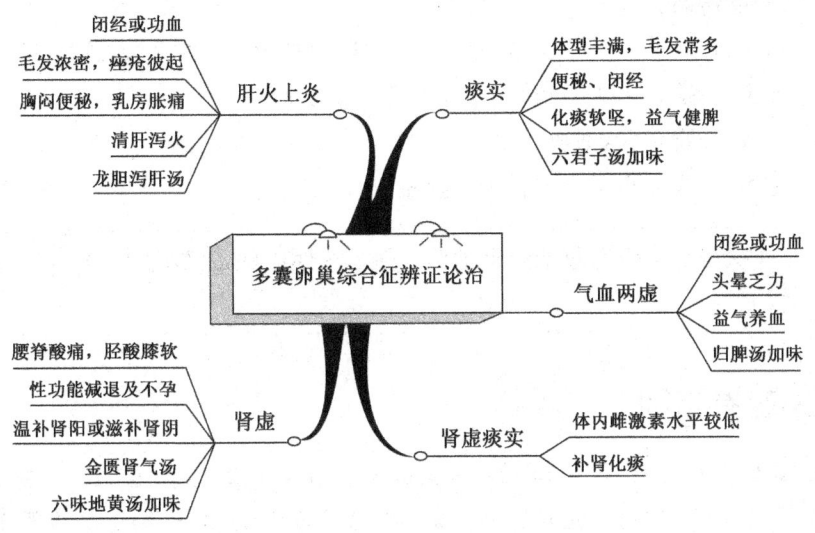

图 16-2　多囊卵巢综合征的辨证论治

多囊卵巢综合征的大医之法

大医之法一:温肾化痰方

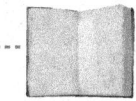

(1)马红霞验方

药物组成:鹿角片10g,巴戟天15g,淫羊藿15g,生山楂20g,胆南星15g,姜半夏12g,生黄芪20g,防己10g,浙贝母12g,昆布10g,穿山甲10g(先煎)。

功效:温肾化痰,促卵生成。

主治:肥胖型多囊卵巢综合征。

[马红霞,等.中西医结合治疗肥胖型多囊卵巢综合征不孕50例临床观察.中医药导报,2009,15(7):19～29]

(2) 徐涛验方

药物组成:紫石英15g,紫河车12g,仙灵脾10g,白术10g,陈皮10g,生地12g,川牛膝15g,天竺黄12g,白芥子10g,水蛭6g。

功效:补肾化痰,活血化瘀。

主治:多囊卵巢综合征肾虚痰阻型。

[徐涛.多囊卵巢综合征治验1例.光明中医,2008,23(7):1011~1012]

大医有话说

马红霞等认为,中医学根据其临床表现将该病归属于"闭经"、"不孕"、"崩漏"等范畴,根据古医籍的有关论述结合多年来的临床实践,认为肾虚痰凝是本病的主要病机。现代药理认为补肾药能提高垂体下丘脑的反应,改善内分泌调节功能;改善低雌激素环境,促卵泡发育成熟。补肾化痰法可通过提高多囊卵巢综合征病人血FSH水平,使LH/FSH比值下降,提高血E_2水平,而使LH/E_2比值下降,卵泡发育而排卵。采用温肾涤痰汤治本,取方中鹿角片、巴戟天、淫羊藿温肾助阳;生山楂、胆南星、姜半夏化痰开窍;生黄芪、防己利水渗湿;浙贝母、昆布、穿山甲软坚散结。全方共奏温肾化痰、软坚散结之功。并在温肾涤痰的基础上根据月经周期分段施治,即在经后期,血海空虚,为阴长阳消期,酌加滋阴养血药如当归、熟地、女贞子;排卵期为重阴转阳期,在补肾阳的同时加重行气活血通络药,药用水蛭、香附、荔核、鹿角片促进阴阳的顺利转化,卵子顺利排出;经前期为阳长阴消期,以补阳药为主,药用覆盆子、补骨脂、桑寄生补肾阳,顺应生理变化,促使周期的正常演变。使LH/FSH比值恢复正常,减少雄激素,调节患者月经周期,使患者肾阳充实,冲任调畅,患者的内分泌和代谢紊乱恢复近正常状态,然后结合西医促排卵治疗提高排卵率和妊娠率,取得了较好的治疗效果。徐涛认为,月经的产生由肾—天癸—冲任—胞宫起着决定性作用,且肾为先天之本,主藏精,具有促进人体生长发育和生殖的功能,故闭经、不孕的治疗多从补肾入手,但从肝论治也是治疗本病的一个重要方面。正如《万氏女科》曰:"……忧愁思虑,恼怒怨恨,气郁血滞而经不行。"肝主疏泄,亦助脾胃运化,肝气郁而不达,一方面会导致气滞血瘀,另一方面易于凝聚痰湿脂浊,痰瘀成癥,日久易形成癥瘕。肝经过腹环阴,痰瘀内停,积于血海,冲任受阻,胞脉壅塞,经水不得下行而致闭经、不孕。除此之外,女子随月经周期变化身体处于不同的状态,故当按周期调整,要掌握月经周期中阴阳消长转化的规律,切不可不问周期成方固用。月经过后,阴长阳消,需奠定周期演变的物质基础,滋养阴血。遂以补肾之二至,佐以健脾之参芪,以资生化。再至排卵日前后,重阴转阳的关键时期,以疏肝活血促排卵之剂治疗,如此方能辨治准确,施治得当。

大医之法二:活血化瘀方

搜索

(1)王玉霞验方

药物组成:党参15g,茯苓15g,白术10g,当归10g,川芎6g,赤芍12g,白芍12g,丹参15g,鸡血藤15g,益母草10g,川牛膝10g,生薏苡仁15g,法半夏10g,陈皮10g,桃仁10g,甘草10g。

功效:活血化瘀,益气健脾。

主治:多囊卵巢综合征脾虚血瘀型。

随证加减:若郁热证明显者则加柴胡10g、黄芩10g;若有腰痛、畏寒、便溏等阳虚症状则加仙灵脾15g、鹿角霜10g、菟丝子15g;若面部痤疮明显加龙胆草15g、金银花15g、蒲公英15g;若肥胖明显者,加生山楂15g、大黄9g;若气滞明显者加厚朴10g、枳壳6g。

[王玉霞,等.姜坤治疗多囊卵巢综合征经验.中医药学报,2008,36(6):50~51]

(2)张昱验方

药物组成:当归10g,赤芍10g,仙茅10g,仙灵脾10g,菟丝子10g,巴戟天10g,红花10g,茺蔚子15g,丹参10g,香附10g,郁金10g。

功效:温肾化瘀,活血通经。

主治:多囊卵巢综合征肾虚血瘀型。

[张昱.温肾化瘀法治疗多囊卵巢综合征30例.四川中医,2006,24(8):85~86]

大医有话说

王玉霞认为多囊卵巢综合征是一组由月经紊乱、月经稀发或闭经、多毛、肥胖、不孕为主要表现的临床症候群,多发生于20～40岁生育期妇女,绝大多数是继发闭经,确切病因尚无定论。祖国医学无此病名,该病相当于中医的"闭经"、"不孕"、"崩漏"、"癥瘕"等病。其主要病因病机多为肾虚、痰湿阻滞、肝经湿热导致肾气不足,冲任失资,脏腑功能失常,气血失调,经络不畅,痰湿脂膜积聚,血海蓄溢失常。本病多数与脾有关,脾虚湿盛,积聚成痰,痰瘀交阻可成囊块;脾虚血少,津枯胃燥,热痰交阻,亦可成块。若素体脾虚或肝郁乘脾,脾失运化,不能输布水谷精微,一方面肝肾精血亏虚,另一方面致水湿内停,痰湿内生,痰瘀互结,阻塞脉道,则见闭经肥胖等,由此引起的血瘀、痰凝是不可忽视的病理产物。所以健脾强其本,祛瘀治其标,从而达到标本兼顾,对证下药的目的。方中党参、白术、茯苓益气健脾燥湿;法半夏、薏苡仁燥湿清热,散结祛痰;陈皮健脾理气,燥湿化痰。"女子以血为本",故又选当归、白芍、川芎、鸡血藤活血补血;丹参、川牛膝、桃仁、益母草、赤芍活血化瘀;生甘草调和诸药。诸药合用补其虚、除其湿、化其痰、行其滞、散其结,诸症可除。张昱认为多囊卵巢综合征患者主要表现为闭经、肥胖、多毛、不孕等,证属祖国医学之"闭经"、"不孕症"等范畴。"肾主生殖"、"经本在肾"、"经水出诸肾",说明该病病机以肾虚为本,肾虚是女性高雄激素血症的主要原因。四诊合参,该病的病机乃肾阳虚为主,肾阳虚不能暖土则脾肾阳虚不能化气行水,水湿内停,聚湿成痰,致形体肥胖。又肾阳虚元气运血无力,血滞为瘀,痰瘀壅塞冲任胞宫,致经水不行,不能受孕。针对上述病机分析,运用温肾化瘀、活血通经法。方中仙茅、仙灵脾、巴戟天温补肾阳,使肾气旺盛,冲任充足;红花、赤芍、茺蔚子等活血通经。现代研究证实红花能兴奋子宫,促使子宫发生节律性收缩,从而使月经来潮。活血药常佐以行气之品,如方中之香附、郁金等,使气机疏通,以利血行,促进月经的按时来潮。综合上述,全方配伍意在温肾填精,活血通经,提高疗效。虽然肾阳虚是多囊卵巢综合征的病机本质,脾虚、痰瘀内阻亦是多囊卵巢综合征的重要病机,但脾肾两虚及痰瘀互结又可导致错综复杂的病机转化,发生虚实错杂、多种病机的疑难病症,临证中必须详加审察,审证求因,不拘一格。

大医之法三：疏肝理气泻火方

搜索

(1)禹安琪验方

药物组成：龙胆草15g,黄芩10g,山栀子15g,泽泻15g,车前子15g,当归10g,生地15g,柴胡10g,丹皮15g,夏枯草10g。

功效：疏肝泻火。

主治：多囊卵巢综合征肝经郁火型。

随证加减：经间期选加丹参15g、穿破石30g、浙贝15g、路路通20g、皂角刺6g；月经来则去龙胆草、山栀子，加益母草30g、枳壳15g、香附10g。同时嘱饮食控制，多食高碳水化合物、低脂肪食品，并坚持适当的体育锻炼。

[禹安琪．疏肝泻火法治疗青春期肝经郁火型多囊卵巢综合征22例．中医药导报,2009,15(12):17～19]

(2)胡小荣验方

药物组成：菟丝子10g,熟地黄10g,山茱萸10g,鹿角胶10g,枸杞子10g,香附10g,淮山药10g,苍术10g,当归10g,川芎10g,枳壳10g,陈皮10g。

功效：疏肝理气,化湿养阴。

主治：多囊卵巢综合征肝郁湿阻型。

[胡小荣．疏肝理气、补肾健脾法治疗多囊卵巢综合征34例．江西中医药,2010,(6):50～51]

大医有话说

禹安琪认为肝为风木之脏，喜条达而恶抑郁，为冲脉之本。叶天士指出："女子以肝为先天。"而女子病理表现以情志不调、肝气郁结最为多见，治疗上应重疏肝理气，调肝养血。对于青春期女子来说，此时生长发育如木之升发，欣向荣，此时身体发育出现第二性征，毛发生长旺盛，雄激素增高，刺激皮脂腺分泌旺盛，导致颜面痤疮、多毛，影响美观，给患者带来烦恼和痛苦；社会角色处在生活节奏快、学习压力大的环境中；心理尚不成熟，易多愁善感，情绪不稳定。郁则气滞，怒则伤肝，气郁化火，故青春期多囊卵巢综合征患者多见肝经郁火证,治宜疏肝泻火,自拟加减龙胆泻肝汤中以"凉肝猛将"龙胆草为君,配伍黄芩、栀子、夏枯草,清泻肝胆三焦实火及湿热力强,兼能解热郁,行结气;泽泻与车前子清热利湿,使邪从小便而出;丹皮凉血、活血、行滞,当归、生地养血益阴以柔肝;柴胡泻肝胆之热,条达肝郁之气,引药入经,寓升于降。综观全方,泻中有补,疏中有养,攻不伤正,养不留邪,诸药相合,肝火得清,肝气得疏,肝体得补,气机畅达,血脉流通。经间期选加丹参、穿破石、浙贝、路路通、皂角刺可活血化瘀,开郁散结通络,利于氤氲期阴阳转化;经前或经来去龙胆草、山栀子,加益母草、枳壳、香附,可行气活血,祛瘀调经,经血下行通畅,藏泻有度,经期经量正常。治疗结果显示,该方能降低雄激素水平,治疗高雄激素血症,使卵泡发育抑制得到缓解,排卵功能恢复,达到改善生殖内分泌机能的作用。治疗后能使基础体温出现双相改变,促进排卵,月经规律,并能显著改善肝经郁火引起的痤疮、多毛症状,消除患者的自卑心理,提高患者的依从性,从而达到心情舒畅,气机调达。对此类患者除药物治疗外,指导其建立良好的生活习惯,平衡膳食,坚持锻炼,树立自信心,可增强疗效,且对其远期并发症的早期预防有非常重要的意义。胡小荣认为,多囊卵巢综合征在中医古书中没有专属病名,根据本病的主要临床表现可归属于"闭经"、"月经过少"、"月经后期"、"崩漏"、"不孕"、"癥瘕"等范畴。在《丹溪心法》、《傅青主女科》中对肥胖不孕的描述类似本病。从多年的妇科临床工作发现,本病的发生有一个很重要的因素就是患者大多有自觉或不自觉地长时间的学习、工作、生活上的压力,逐渐影响肝的疏泄、脾的运化功能,加上本病易发人群大多有先天肾之精气不足的特点。肾藏精主生殖,肾之精气(阴阳)亏虚,无力启动温蕴之气,则卵泡发育迟缓,肝气郁结则气滞血瘀,脾肾两虚则痰湿阻滞,冲任胞脉亏虚加上瘀血痰阻,卵泡闭锁卵子不能正常发育、排出,导致不孕。根据中医理论基础结合现代医学关于月经的神经内分泌调节理论,运用疏肝理气、补肾健脾法,调节冲任,平衡肾之阴阳,丰沛肾之精气,疏理肝气,健运脾气,活血化瘀,化痰泄浊,以恢复肾-天癸、冲任-胞宫的功能,使冲脉盛任脉通,促使月经的来潮和正常孕育。中西医结合治疗多囊卵巢综合征应该成为具有发展前景的治疗方法:经药物治疗后青春期患者痤疮、黑棘皮症、血清T水平较治疗前下降显著,说明青春期多囊卵巢综合征患者比较容易接受药物的干预,恢复其内分泌及代谢功能。因此,对多囊卵巢综合征患者应早期诊断和早期治疗,以期获得良好的远期效果。

第17章 解决男性乳房发育症，中医有高招

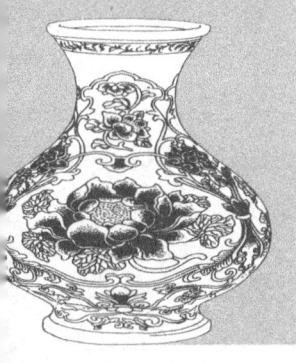

男性乳房发育症占乳房疾病的6.79%（而总患病率仅7.65%），系指男性一侧或双侧乳房呈女性化发展肥大，有时可分泌乳汁样液体的一种病症。30~50岁较为多见，其发病的主要原因为雌激素相对或绝对增多及乳腺对雌激素的敏感性增加及血PRL浓度增高，临床上可见单侧（左侧较多）或双侧乳腺肥大，能触及2~3cm肿块，质地中等，边界清楚，有胀痛或触缩感，系乳腺管、腺泡增生及乳腺脂肪沉积、纤维结缔组织增生所致。

本病归属中医"乳癖"、"乳疬"范畴，其发病与七情内伤，郁怒思虑，肝郁气滞，脾失健运，痰湿内生，脾肾阳虚，痰湿凝滞等有关，涉及肝脾肾多个脏腑。治疗多用疏肝解郁、健脾益气、化痰利湿、温肾助阳、祛寒散结等方法。

解说病因1、2、3

本症分生理性和病理性两类。生理性可见于新生儿、发育期及中年以后男性，以发育期更为多见。新生儿乳房增大或伴结节，乃因母体雌激素等影响之故，一般1周后可消失，偶可持续数月；发育期男孩乳房发育，与生长激素、性激素和肾上腺皮质激素对乳腺组织的刺激有关，可伴有结节、胀痛和触痛，一般都在发育后消退。中年以后发病多与睾丸机能衰退、雌激素作用相对增强有关。

病理性可见于肢端肥大症、甲状腺功能亢进或减退、肾上腺皮质机能亢进或减退症、睾丸机能减退及慢性肝脏疾病等多种病症及药物影响。

中医认为本病的发生与肝肾脾胃有关。火郁不达，乳房结癖，其核随喜怒而消长，乳头属肝，脾胃络脉布于两乳。《妇科玉尺》云："人不知调养，忿怒所逆，郁闷所遏，厚味所奉，以致厥阴阴血不行，遂令窍闭。肝肾阴虚，虚火自炎，炼液为痰，痰火互结，结于乳络，也为发病之根由。"正如《医学入门》云："盖由怒火、房欲过度，以致肝虚血燥，肾虚精怯，不得上行，痰气凝滞，也能结核，而发本病。"久病不愈，正气日亏，阴损及阳，肾阳亏虚，缠绵难愈。因此，本病基本病因病机为肝郁气滞，气滞血瘀，气阻痰凝，痰瘀交阻，结聚成核。病初多实证，气滞血瘀，痰气郁结，痰瘀交阻；后期多为虚，肝肾亏虚，气血两虚，阴虚阳衰。治疗以疏肝理气、补益肝肾为主（见图17-1）。

中医治病，先要辨证

本症的辨证论治，应分清实证、虚证或虚实夹杂，疏肝理气，活血化瘀，消痰散结，兼补益肝肾、填精益髓为常用治法，一般按下列证型论治。

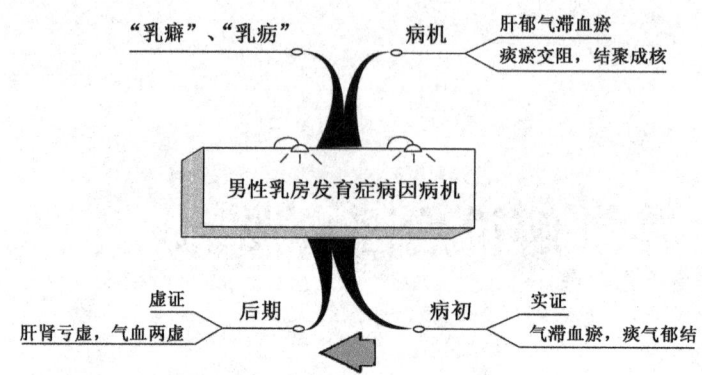

图 17-1　男性乳房发育症的病因病机

1. 肝郁气滞证

乳房一侧或双侧肥大，乳内结核，乳房胀痛或触痛，郁闷不乐，意志消沉，胸胁苦满，嗳气频作，失眠多梦，心悸纳呆；舌质暗红或有瘀点、苔薄黄，脉弦滑。治以疏肝理气，活血通络；方以丹栀逍遥散加味（当归 15g，赤芍 15g，白芍 15g，茯苓 15g，白术 15g，夏枯草 15g，王不留行 15g，丹参 15g，炒枣仁 15g，柴胡 10g，丹皮 10g，制香附 10g，甘草 6g，地龙 6g，焦山栀 10g，瓜蒌 10g）。

2. 肝肾阴亏证

一侧或双侧乳房肥大，腰酸膝软，两目干涩，遗精乏力，五心烦热，眼眶黧黑；舌红少苔，脉细数。治以补益肝肾，化痰消积；方以杞菊地黄汤加味（熟地 30g，山药 30g，丹参 30g，枸杞子 15g，茯苓 15g，杜仲 15g，菟丝子 15g，当归 15g，萸肉 10g，青皮 10g，陈皮 10g，川芎 10g，瓜蒌 10g，山甲 10g，川贝 10g）。

3. 脾肾阳虚证

乳内结块，触痛不显，神疲乏力，表情淡漠，脘腹胀满，形寒肢冷，尿少浮肿，臀部变丰，阳痿早泄，性欲减退，腰脊酸痛；舌质淡胖、舌苔白滑，脉沉细无力。治以健脾壮阳，软坚散结；方以右归饮合四君子汤（熟地 30g，山药 30g，巴戟肉 15g，杜仲 15g，仙灵脾 15g，枸杞子 15g，当归 15g，党参 15g，茯苓

15g,鹿角片 10g,附子 10g,王不留行 10g,皂角刺 10g,肉桂 6g,甘草 6g,丹参 15g,泽泻 15g)。(见图 17-2)

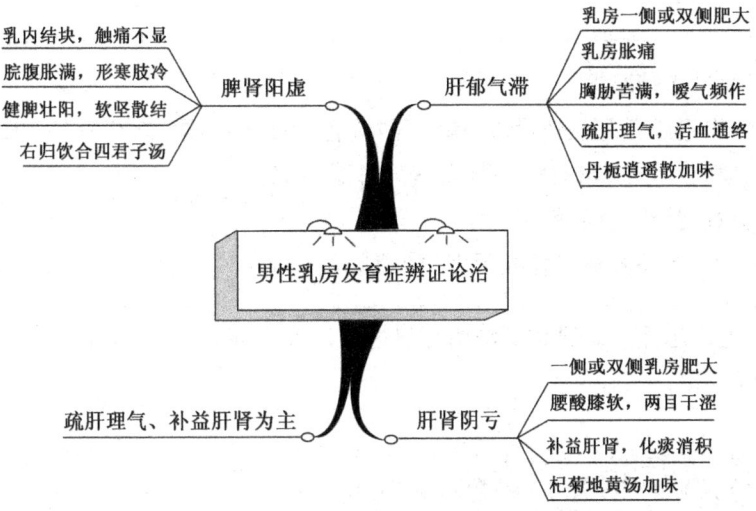

图 17-2 男性乳房发育症的辨证论治

男性乳房发育症的大医之法

大医之法一:温肾化痰方

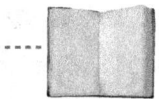

(1)张锐验方

药物组成:熟地 30g,生甘草、鹿角胶各 15g,白芥子、炮姜、麻黄各 10g,肉桂 5g。

功效:温肾化痰,宣通散结。

主治:男性乳房发育症痰湿凝结型。

随证加减:肿痛明显者加郁金、元胡各 15g,丹参 40g;硬节较大且质地较硬者加夏枯草30g,天花粉15g;有分泌物者加麦芽40g。

[张锐.阳和汤治疗男性乳房发育症28例.山西中医,2003,19(6):20]

(2)许志萍验方

药物组成:郁金、浙贝母、橘叶、橘核各10g,淫羊藿、肉苁蓉各12g,山慈姑、三棱、莪术各15g,生牡蛎(先煎)、海藻各30g。

功效:温肾化痰,软坚散结。

主治:男性乳房发育症肾虚痰阻型。

[许志萍.温肾化痰法治疗男性乳房发育症38例.辽宁中医杂志,2005,32(10):1036]

大医有话说

张锐认为男性乳房发育症,根据"乳头属肝经,乳房属胃经"的理论,认为与肝气郁滞、痰湿凝结有关。两乳乃肝经所主,肝气不舒,脾失健运,痰湿内生,痰核气结流注,则变生此疾。阳和汤出自清代著名外科学家王洪绪的《外科证治全生集》,方中熟地温补营血;鹿角胶养血助阳,强筋壮骨;肉桂、炮姜破阴和阳,温经通脉;麻黄、白芥子通阳止痛;甘草调和诸药。熟地、麻黄同用,一走一守;白芥子、麻黄伍入温药中,宣通络隧而不烈。根据阳和汤散寒凝、补而不滞、温而不燥、宣通散结的特点,用治本病,收到明显效果,尤其是对疏肝解郁无效者效果更佳。许志萍认为男性乳房发育症好发于青春期前后及老年期,影响外观,给患者带来沉重的心理负担。西医手术治疗创伤大且局部疤痕形成影响外观,不易被患者接受,中医治疗有独特疗效。本病属中医"乳疬"范畴,清代《疡科心得集·乳痛乳疽证》指出:"男子乳头属肝,乳房属肾,以肝肾血虚,肾虚精怯,故结肿痛。"《外证医案汇编》中云:"乳中结核,虽云肝病,其病在肾。"强调了肝肾在乳房疾病发病中的重要地位,中医认为本病多因肝肾不足,痰瘀凝结而成,治以温肾化痰。方中郁金、橘叶、橘核疏肝理气、消核止痛;肉苁蓉、淫羊藿益肾壮阳;三棱、莪术活血逐瘀;浙贝母、山慈姑、牡蛎、海藻化痰软坚。诸药合用,共奏温肾化痰、散结消核之功。值得注意的是,当患者病程日久、乳房肿块巨大时,中药治疗疗程较长且效果差,建议手术切除。

大医之法二：理气化痰方

搜索

(1) 周欣甫验方

药物组成：柴胡 10g，青陈皮各 10g，夏枯草 15g，白芥子 10g，大贝母 10g，牡蛎 30g(先煎)，黄药子 20g，山慈姑 15g，丝瓜络 5g。

功效：疏肝理气，化痰散结。

主治：男性乳房发育症气滞痰凝型。

[周欣甫．自拟柴牡汤治疗男性乳房发育症 74 例．南京中医药大学学报，1997,13(1):54～55]

(2) 方少琼验方

药物组成：柴胡 10g，郁金 10g，陈皮 5g，浙贝 10g，法夏 10g，山慈姑 10g，夏枯草 10g，天花粉 15g，枳壳 5g，山楂 15g，鸡内金 10g，莪术 5g，熟地 10g。

功效：疏肝行气，化痰散结。

主治：男性少儿乳房异常发育症。

[方少琼．男性少儿乳房异常发育的中医治疗．第十届全国中医暨中西医结合乳腺病学术会议论文集，2007]

(3) 邹定华验方

药物组成：柴胡 12g，白芍、枳壳、香附、黄药子、白药子、法半夏各 10g，川芎、炙甘草、陈皮各 6g，生牡蛎、枸杞子各 15g。

功效：疏肝行气，软坚散结，化痰通络，滋补肝肾。

主治：男性乳房发育症。

随证加减：压痛、胀感明显加延胡索、郁金、薤白各 10g；乳肿块较硬加三棱、莪术、猫爪草各 10g。

[邹定华．柴胡疏肝散加味治疗男性乳房发育症 20 例．广西中医药，1993,(5):18]

（4）王袭祚验方

药物组成：橘叶皮、柴胡、当归、赤芍、仙茅各9g，瓜蒌24g，海藻、菟丝子各30g，三棱、莪术、川贝母各12g，荔枝核、鳖甲各15g。

功效：疏肝理气，补益肝肾。

主治：青春发育期和中老年期男子乳房发育症。

随证加减：肿块稍硬加元参、生牡蛎、夏枯草、山慈姑；压痛或胀痛明显者加郁金、川楝子、刺猬皮；偏阳虚者加仙灵脾、肉苁蓉；偏阴虚者加熟地、山萸肉、枸杞子；阴阳俱虚者加用血肉有情之品如鹿角片、紫河车、龟板等。

［王袭祚．中医治疗男子乳房发育症45例报告．中医杂志，1990，（8）：38］

大医有话说

周欣甫认为男性乳房发育症，是内分泌失调的一种病变，现代医学治疗本病尚缺乏令人满意的方法。祖国医学认为本病属"乳病"、"乳癖"范畴，多由肝脾两伤，导致气血郁滞，痰湿凝聚而成。因而在临症中笔者宗"结者散之"之意，从肝脾着手，从"气"、"痰"着眼，主要取治于肝，因肝属木，脾属土，木虽能克土，亦能疏土，克土则脾气伤，不能化浊，则痰浊生。疏土则湿行而不聚，痰浊不能内生，肝疏则脾和，气机得以舒畅，痰浊能以运行，肿块方能得以自消，故立疏肝和脾、化痰软坚为法，此乃守"久病从痰从瘀治"之意，故自拟柴牡汤。方中柴胡、青陈皮、夏枯草疏肝理气，配以牡蛎而软坚，取山慈姑、黄药子消肿散结，正如《新编本草》评"山慈姑可治怪病，大约怪病多起于痰"。再以白芥子、贝母、丝瓜络化痰通络，且白芥子可祛皮里膜外之痰，配以丝瓜络能导诸药以通达表里，疏通脉络，共奏疏肝解郁、软坚散结、化痰通络之功，疏肝则气畅，痰化则络通，气行络通则结散肿消矣。方少琼认为男性少儿乳房异常发育，多见于10岁左右的儿童。中医认为本病是由于先天肾气不足，冲任不调，水不涵木，横克脾土，化生痰湿，致气滞痰凝而成乳晕下结块。其病位在乳房，与肝、脾、肾关系密切。陈实功《外科正宗·乳痈》论述其病因是："男子乳疾与妇人微异，女损肝胃，男损肝肾。盖怒火房欲过度，以致肝虚血燥，肾亏精虚，血脉不得上行，肝经无以荣养，遂结肿痛。"概括地说，男性少儿乳房异常发育症的病机既有阴虚火旺，又有脾肾两虚，更有痰湿凝滞，或见瘀滞脉络，尚有先天不足、后天失调等因素，此类患儿从小家庭溺爱,贪吃零食,常进补品,形体偏胖,其饮食多以荤菜为主,血肉有情之品有增补肾气的作用,从而使少儿纯阳之体内蕴火热,在上挟痰瘀上炎结于乳络而成乳病。治以疏肝行气,健脾和胃,化痰散结。方中柴胡、郁金、陈皮疏肝行气,山楂、内金、枳壳健脾和消食,法夏、山慈姑、夏枯草、莪术、天花粉化痰散结,清热祛瘀,佐以熟地补养阴血。由于幼儿特点是稚阴稚阳,脏腑柔弱,形气未充,阳既不足,阴又未盛,物质基础和功能均未臻完善,脾胃运化功能尚未健全,在治疗中应根据小儿的生理病理特点,注意顾护脾胃,采用间歇服药的方法,每周服药3日停1日,避免选用苦燥伤脾胃的药物。邹定华认为本病病位在肝,病机为气血郁滞,肝失所养。治疗以疏肝行气、化痰软坚为基本原则。方以柴胡疏肝散为主,加用黄药子、生牡蛎软坚散结;法半夏、三棱活血化瘀;枸杞子滋补肝肾。从治疗结果分析,本病患者的年龄大小、肿块大小与疗效关系不大;但肿块存在的时间长短、硬度大小与疗效有直接关系。王袭祚认为本病的发生与肝肾不足有密切关系,肾气不充,肝失所养,水不涵木,痰凝气结为主要病机。在治疗上以疏肝理气、补益肝肾为基础,再视发育期和中老年期不同阶段,则又以化痰软坚和填精益髓分别施治。临证时,可辨证加减,变通应用。从临床疗效来看,属青春发育期者、无原发病者,疗效较好,取效亦快;而中老年患者,属病理性,伴有原发病者则较差,取效亦较慢。

大医之法三:温阳补肾方

搜索

(1)何凤贤验方

药物组成:仙茅、仙灵脾、知母、黄柏、巴戟天、山甲各10g,当归、茯苓、夏枯草各20g,甘草5g。

功效:温补肾阳,调理冲任。

主治:男性乳房异常发育症肾阳亏虚型。

[何凤贤.二仙汤配合外敷药治疗男性乳房异常发育症100例.陕西中医,2007,28(12):1630~1631]

(2)石妙莉验方

药物组成:干地黄240g,山药、山茱萸各120g,泽泻、茯苓、丹皮各90g,

桂枝、附子各30g。上药共研细末。炼蜜和丸,每丸重15g,早、晚各服1丸,开水送下。白胶香、草乌、五灵脂、地龙、木鳖各50g,乳香(去油)、没药(去油)、归身(酒炒)各75g,墨炭12g,麝香30g。上药各研细末,用糯米粉60g共制成片剂,每片约0.3g,每次服2～4片,每日3次,两药合用3个月为1个疗程。

功效:温肾补气,活血化瘀。

主治:男性乳房异常发育症。

[石妙莉.中药治疗男性乳房异常发育症100例.陕西中医,2001,22(9):521]

(3)朱宝贵验方

药物组成:内服方:当归、丹参、柴胡、莪术、田七、女贞子、泽兰各10g,熟地、仙灵脾各12g,肉苁蓉、杞子、穿山甲、地鳖虫各9g,炒韭菜子、仙茅各6g,肉桂3g(后下),川楝子15g,怀山药、鸡血藤各30g。外用方:桃仁、芒硝、莱菔子、当归、琥珀屑、山楂各30g,红花、地龙各20g,神曲、麦芽各50g。治疗方法为:内服方每日1剂,水煎服,30剂为1个疗程,连服1～2个疗程。若病程较长,乳房积块不易消散,压痛明显,可配合外用方外敷(将外用方药物捣烂成末,去粗渣,加凡士林适量拌匀为膏。每次取适量外敷积块处),24小时换药1次,15天为1个疗程。

功效:补肾活血,养血补精,理气散结。

主治:男性乳房发育症。

临证加减:若肾阳虚明显,可加制附片、黄精、黄芪各9g。

[朱宝贵.中药内服外敷治疗男性乳房发育症22例.浙江中医杂志,1994,(8):345]

大医有话说

何凤贤认为男性乳房发育症,属中医"乳疬"的范畴。"乳疬"之名源于《疮疡经验全书》,亦有称之为"乳节"者。陈实功《外科正宗·乳痈论》中探讨的本病的病因病机,认为"男子乳节与妇女微异,女损肝胃,男损肝肾,盖怒火、房欲过度,以此肝虚血燥,肾虚精怯,血脉不得上行,肝经无以荣养,遂结肿痛"。治疗上以补气血、调肝肾为本之法。男子乳头属肝,乳房属肾,若情志不调，或年老体虚，久病及肾；或先天禀赋不足，冲任失调，或外邪伤肝，肝失柔养，皆可导致经络失养，气血不畅，从而出现瘀血、痰浊，阻滞经脉而成乳疬。冲任隶属肝肾，肾阳虚，肝血不足，肾精不充，冲任失调是本病之本，瘀血、痰浊积聚乳房为本病之标。治疗上当以补其病本，治其病标为法，方能取得疗效。方中仙茅、仙灵脾、巴戟天温补肾阳，温化痰浊；知母、黄柏滋肾阴，填精髓；当归、穿山甲养血活血、止疼散块；茯苓、夏枯草健脾化痰散结；甘草调和诸药。诸药合用能温肾阳、补肾精、养肝血、调冲任、散瘀血、化痰浊，共奏止痛散结之效。石妙莉认为祖国医学对本病的认识和治疗历代医家有较丰富的经验和论述。根据肾气不足、肝失所养、水不涵木、痰凝气结的主要病机，在治疗以温补肾阳、理气化痰、软坚散结为主，采用肾气丸合小金丹。方中干地黄滋补肾阳，山茱萸、山药滋补肝脾，辅助滋补肾中之阴，并以少量桂枝、附子温补肾中之阳，意在微微生长少火以生肾气；泽泻、茯苓利水湿，丹皮清泻肝火，使补而不腻；草乌、五灵脂、乳香、没药温经活血，消肿定痛；当归和血，地龙通络；白胶香调气血；木鳖消散结；墨炭消肿化痰；麝香走窜通络、散结。诸药合用，共奏温补肾阳、理气化痰、祛瘀通络、软坚散结之功。而朱宝贵认为本病以肾虚血瘀为主要病机，治疗则以补肾活血为法，适当加入养血补肾、理气之品。如见积块明显者，在服药的同时宜加用消瘀化积的中药外敷，以提高疗效、缩短疗程。此外，治疗获效后，应嘱患者服杞菊地黄口服液或还精煎口服液补肾填精，巩固疗效，并重视生活起居的调摄，保持精神愉快，忌烟、酒、油腻辛辣刺激之食物，对减少本病的复发甚有意义。

第18章 性早熟，莫让花儿绽放的太早

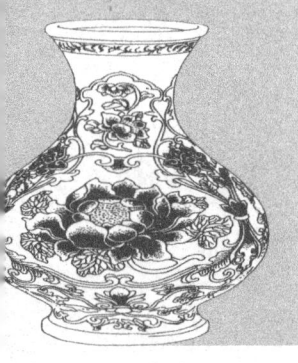

性早熟是生长发育的异常，表现为青春期特征提前出现，近年来本病的发病率显著增高。青春期发育的过程是渐进性的，很难在正常青春期发育与性早熟之间划分一条绝对的界限。性早熟指任何一个性征出现的年龄早于正常性发育年龄(平均值)的两个标准差，即性征提前出现。北美定为女孩8岁、男孩9岁以前出现第二性征或有阴道周期性出血为性早熟。女性先天性肾上腺皮质增生时的男性化表现是由于21羟化酶或11羟化酶缺乏，属性发育异常，不列为性早熟范围。

性早熟在历代中医文献中没有见到类似的记载。虽然如此，从中医角度来看，也就是按中医辨证的角度分析，差不多每一个患儿都有不同程度的"阴虚火旺"证候。通俗地说，大多数患儿"内热"较重，表现为怕热、面颊升火、口渴、舌红、便秘、盗汗、五心烦热、脾气急躁等。

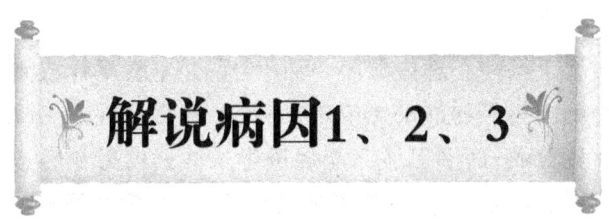

解说病因1、2、3

性早熟的病因很多,可以总结如下:

1. 含有激素类物质的营养品

人参蜂王浆、花粉、滋补保健品、口服液等营养品含有激素类物质,进入人体后不断刺激性器官发育,其结果造成性早熟。

2. 含有激素类物质的食物

性早熟的儿童特别爱吃肉和荤食,几乎不吃素菜。饲养户在混合饲料中加了激素,未发育的儿童体内激素水平很低、体重低,相对摄入量大,对激素比较敏感。黄鳝、鸽子、饲料鸡吃得多,就会有早发育的症状。这里包括两种情况,一是高蛋白本身的作用;二是也不能排除食物有激素残留物质的污染。制药厂生产的激素类药物确有一些卖给了饲料生产企业,比如喹乙醇是一种低毒、高效、用量少的抗菌促生长剂,目前在国内广泛地应用于畜禽饲养。

3. 误服避孕药致假性性早熟

通过对100例误服避孕药儿童进行回顾性调查及追踪随访,结果表明儿童误服避孕药致假性性早熟发病率与误服避孕药的种类和剂量有关。小孩将避孕药当糖误食的机会很多,误服避孕药的孩子年龄一般3~5岁,误服避孕药可引起性早熟。

4. 化妆品、洗发用品应用

乳霜、高档进口化妆品、洗发用品,根据国外报道确实与儿童性早熟有关系。皮肤可以吸收激素，从理论上说化妆品中加些激素是可以保持青春的，但儿童较长时期误用母亲的化妆品可导致性早熟。

5. 视觉刺激

视觉刺激属于精神心理内分泌，下丘脑促黄体激素释放激素（LHRH）的分泌可能受脑内神经递质的影响，去甲肾上腺素可促进 LHRH 的分泌，多巴胺则抑制其分泌，而多巴胺又能促进生长激素的分泌。成人看了表现性爱内容的电视会产生反应，性激素分泌增多，性释放激素分泌增多就可以促进性腺分泌增多。儿童也是如此，即精神因素引起内分泌的变化，孩子心理的成熟也与之有关，不断刺激会引起精神心理的反应和变化。

根据中医辨证规律，中医认为患儿之所以发生性早熟是由于体内自身调节不平衡，也就是"肾"的调节发生了问题。中医认为"二七，天癸至，任脉通，太冲脉盛，月事以时下，故有子……"意思说女子到了 14 岁，与肾有关的生殖器官发育完成，故有了繁殖后代的能力。可见人体的生长、发育、生殖与"肾"有相当密切的关系。若肾阴不足就会致阴虚火旺，表现出以上提到的"内热"及性征的提早出现。另一方面阴虚还会致"肝火旺"和"肝气郁结"，表现乳房部位胀痛，阴道分泌物增多。要说明的是这里说的"肾"不是西医指的肾，而是指人体的神经内分泌系统，包括下丘脑-垂体-肾上腺轴和下丘脑-垂体-性腺轴。由于这些轴的调节功能较正常亢进，还没到正常的青春期年龄就提前启动，致使性早熟。以上为治疗性早熟找到了一条路（见图 18-1）。

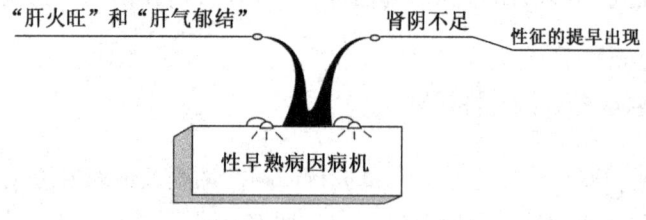

图 18-1　性早熟的病因病机

中医治病，先要辨证

1. 肾阴不足，相火偏亢证

女孩乳房发育及月经提前来潮；男孩生殖器增大，有阴茎勃起。伴有烦躁易怒，潮热盗汗，面赤口渴，五心烦热，身高及体格短期内超过同龄人，舌红或绛，苔薄腻，脉数。治以滋补肾阴，清泻相火；方以知柏地黄丸加减（知母 9g，黄柏 9g，生熟地各 6g，茯苓 9g，泽泻 9g，山茱萸 9g，龙胆草 9g，玄参 9g，旱莲草 9g）。乳房胀痛者，加三棱、夏枯草；阴道分泌物多者，加椿根皮、芡实；五心烦热者，加竹叶、莲心；盗汗潮热者，加地骨皮、五味子。

2. 肝经湿热，肝气郁结证

女孩阴道分泌物增多，色黄白，味秽，乳核增大，触之疼痛；男孩阴茎有勃起，且射精，声音变低沉，脸部痤疮，伴有神情抑郁，胸闷叹息，饮食不香，舌红，苔黄腻。脉弦滑。治以清热利湿，疏肝理气；方以丹栀逍遥散加减（丹皮 9g，山栀 4.5g，龙胆草 6g，白芍 9g，夏枯草 9g，茯苓 9g，柴胡 6g，枳壳 6g，薄荷（后下）3g，泽泻 9g，白术 9g，青皮 3g）。乳房胀痛甚者，加香附、郁金；带下色黄而味秽者，加萆薢、黄柏；食欲不佳者，加谷芽、麦芽、山楂（见图 18-2）。

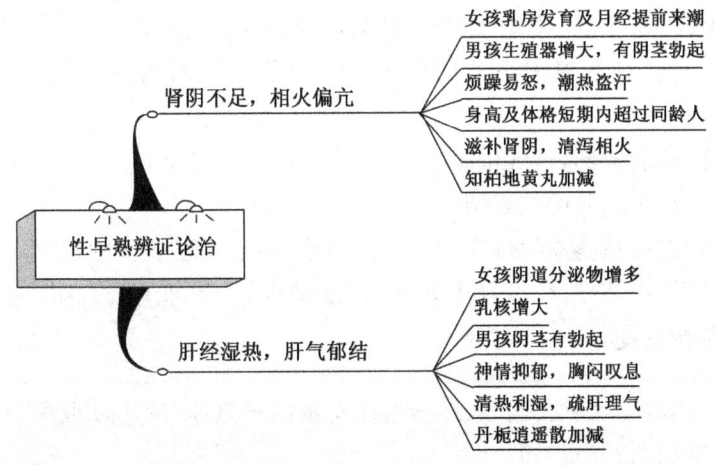

图 18-2 性早熟的辨证论治

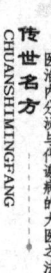

性早熟的大医之法

大医之法一:疏肝理气方

搜索

(1)毛玉香验方

药物组成:八月札6g,木香5g,荔枝核7g,佛手5g,海藻9g,柴胡5g,炒枳壳5g,夏枯草10g,生牡蛎(先煎)10g,丹参5g,赤芍药8g,白芍药8g,瓜蒌皮5g,瓜蒌仁5g。

功效:疏肝理气,健脾化湿。

主治:性早熟小儿乳房异常发育症。

[毛玉香.疏肝理脾汤加减治疗小儿乳房异常发育症10例.河北中医,2003,25(4):262]

(2)项秀荷验方

药物组成:柴胡、黄芩、白芍、当归、郁金、香附、生地黄、生麦芽、夏枯草、生甘草。药物剂量根据患儿的年龄、体质灵活掌握,每日1剂,水煎分3次服。

功效:疏肝解郁,行气止痛。

主治:性早熟肝郁气滞型。

随证加减:热盛加牡丹皮、栀子、龙胆草;阴虚火旺加黄柏、知母;阴道流血加旱莲草、白茅根;月经量多者当归、郁金减量,另加阿胶调服;阴道分泌物增多加椿白皮。

[项秀荷.柴胡疏肝散结汤治疗女童性早熟33例疗效观察.中医杂志,2001,42(1):36]

大医有话说

毛玉香认为性早熟因肝脾不调,从而形成气机不畅、气机郁结、气血瘀阻诸证。自拟疏肝理脾汤方中八月札、木香、佛手、荔枝核调理肝脾,通畅气机;柴胡、炒枳壳、夏枯草、生牡蛎、海藻疏肝经之气滞,软坚散结;丹参、赤芍药、白芍药疏通肝经之血络以止痛;瓜蒌皮、瓜蒌仁利气宽胸润燥,是中医治疗本病之要药。诸药相合,治疗小儿乳房异常发育症可取得良好的效果。项秀荷认为儿童性早熟是一种生长发育异常性疾病。表现为青春期特征提前出现,女童8岁前出现第二性征或10岁前月经来潮。国内外对女童性早熟的报道逐年增多,西药目前多采用孕酮类衍生物抑制垂体促性腺激素的分泌,可以减慢或阻止性征的发育,或者可以使其回缩变小,如甲孕酮(安宫黄体酮)、醋酸氯羟甲烯酮等,但有抑制肾上腺皮质功能或发生高血压、糖尿病或抑制生长等副作用。人工合成的下丘脑促黄体激素释放激素(LHRH)的类似物,疗效较好,治疗数次后促性腺激素和性激素分泌被抑制,临床性征表现可回缩,骨龄增速减慢,有利患儿最后身高的增长。但价格昂贵,不能普遍使用。国内应用中药治疗女童性早熟报道也逐年增多,如滋阴泻火法取得较满意疗效。项秀荷运用清热疏肝、软坚解郁法治疗也取得了满意疗效,且中药治疗疗程不长,价格低廉,无副作用,值得深入研究。性早熟患儿多有烦躁易怒、面赤口苦、胸胁胀痛、脉弦或数等肝气郁结、肝火旺盛等症状,因此项秀荷运用疏肝解郁、清热散结中药每能奏效。方中柴胡疏解肝郁;黄芩清解肝热;当归、白芍柔肝养血;生地黄滋养肝阴;郁金、香附理气活血、疏肝解郁;生麦芽疏肝回乳;夏枯草清肝散结;生甘草调药和中。诸药配伍,共奏疏肝解郁、清热泻火、柔养肝血、软坚散结之功效。

大医之法二:滋阴泻火方

搜索

(1)王碧霞验方

药物组成:知母5~6g,黄柏5~6g,生地黄9~10g,牡丹皮9~10g,泽泻9~10g,夏枯草9~10g,制龟板9~10g(先煎),甘草5g,麦芽15g。

功效:滋阴降火。

主治:女童特发性中枢性性早熟。

[王碧霞．滋阴降火方治疗女童特发性中枢性性早熟84例临床观察．河北中医,2009,31(8):1161－1162]

(2)刘云鹏验方

药物组成:牡丹皮、栀子、柴胡、天花粉、泽泻、黄柏、青皮、生麦芽各10g,夏枯草、知母各15g,肉桂6g,炙甘草5g。

功效:滋阴降火,健脾化痰。

主治:女童特发性性早熟。

[高华．刘云鹏治疗女童特发性性早熟经验．湖北中医杂志,2004,26(12):13～14]

大医有话说

王碧霞认为既往对性早熟一般采用甲地孕酮或安宫黄体酮等治疗,虽然能控制性早熟的症状、体征,但不能控制骨龄过早融合导致成人期的矮身材。而且长期应用有潜在的肾上腺皮质功能受抑制的副作用。20世纪80年代初促性腺激素释放激素拟似剂(GnRHa)被推荐用于治疗中枢性性早熟,能有效地抑制垂体促性腺激素和性腺性激素的分泌,控制性征发育和延缓骨龄发育,达到提高最终成人身高的目的,但该药价格昂贵,使许多家长望而却步。基于以上原因,中药治疗性早熟越来越受到临床工作者的重视和广泛应用。中医学认为小儿乃纯阳之体,阳常有余,阴常不足,故在病理上多出现肾阴亏损,相火偏旺,表现为青春发育提前。滋阴降火方中知母、生地黄、龟板滋养肾阴;黄柏、知母、牡丹皮、夏枯草、龙胆草、泽泻降泻阴火;夏枯草尚有软坚散结之功用;佐以茯苓、甘草、麦芽健脾和中。现代药理研究表明,滋阴降火法有调整内分泌特别是性腺轴的功能。高华认为,本病属中医"幼女乳疬"的范畴。特发性性早熟患儿平素过食肥甘厚味,阻碍气机升降,脾失运化,聚湿成痰,日久郁而化热,痰热互结,阴不制阳,阴阳失调,相火妄动,故"天癸"早至发育提前。所以在运用丹栀逍遥散的同时,加用健脾化痰散结之品,每获殊效。丹栀逍遥散方中,丹皮、栀子、黄柏清泄肝火,又能平相火保真阴;知母、黄柏、生地育阴潜阳;天花粉、夏枯草开郁散结、清热降火,以软化缩小提前发育的乳房;与青皮、生麦芽合用,可行气散结,以疗乳房胀痛;配合生地可滋阴生津;泽泻宣泄肾浊;肉桂能"引火归元",又可防苦寒伤胃之弊;炙甘草健脾化痰,调和诸药。全方共奏滋阴降火、疏肝理气、消痰散结之功。现代医学研究表明,滋阴降火药通过抑制中枢兴奋性氨基酸递质的释放,促进中枢抑制性氨基酸递质和β-内啡肽的释放,使下丘脑GnRH神经元的功能活动显著降低,从而使GnRH的合成及分泌明显减少,使增大的乳房和子宫缩小,还可降低血清FSH、LH、E_2水平,故而治疗特发性性早熟有确切的疗效。

第19章 性功能亢进症，hold不住的性欲

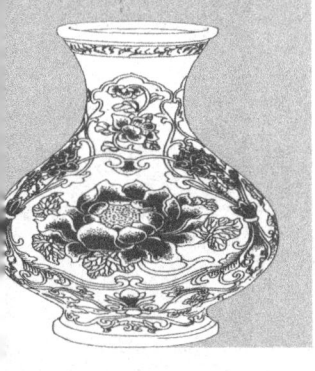

　　本症是指性冲动出现过多、过强，一旦性欲激起，往往不易控制，致性交过频的一种病症，多由器质性疾病引起，或精神失常所致。但要判断个体性功能是否亢进或正常是一个颇为困难的问题，尚无合理的判断指标。且性欲的强弱受年龄、体质、健康状况、遗传因素、思想状态、劳动强度和气候环境等诸多因素影响。一般20~30岁，每周1~3次性交，30岁以后每周1次，但应以性交后无异常不适、健康情况良好为原则。如果性交后感到非常疲乏，下腹部有坠痛，或心神恍惚，影响工作和学习，则提示性交过频，应当节制。

　　性功能亢进症归属中医"阳强"、"强中"和"白淫"等范畴。但与阴茎异常勃起，实属两个概念，因后者并不伴有性欲亢强，但病因、治法基本相似。

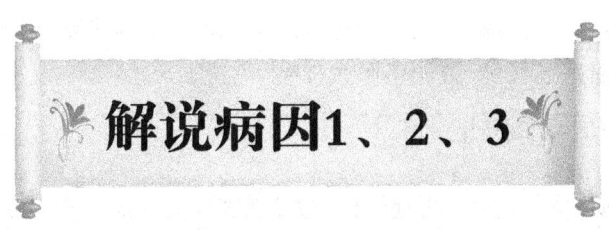

解说病因1、2、3

本症的发生有器质性和功能性两类。器质性病变多由脑、下丘脑病变、垂体病变(巨人症、肢端肥大症早期)等致促性腺激素分泌过多;性腺肿瘤引起性激素分泌过多;或脊髓性中枢病变等。功能性原因常由于缺乏性知识,贪色如命,恣情纵欲或久服丹石壮阳之品,致使性调节中枢功能紊乱。由精神异常引起者也属常见。约20%功能性不射精患者伴性欲亢进。

中医认为其发病与肝经实热或湿热,肾阴不足,相火妄动,肝郁气滞,瘀血阻络,筋急体强等有关。现归纳如下:

1. 肝经实热

情志不遂,肝气郁结,郁而化阳化火,肝火亢盛,气乃善行流窜,火随气机而相煽,火盛肝气急,循经犯阴器,则发阳强。《内经》云:"足厥阴之筋,其病……伤于热则纵挺不收;实则挺长。"《内证治裁》云:"阴纵不收,肝之筋伤热,小柴胡汤加酒炒黄柏治之。"

2. 肾阴不足,相火妄动

贪色如命,嗜欲内戕;或服用丹石壮阳之品,石热羁留,与妄兴之相火相搏结;或误犯手淫致肾阴亏损,阳亢无制,强令宗筋,使宗筋气血壅盛,筋脉受灼,雷龙之火不能内藏,玉茎强硬不衰,欲念旺盛。《医林绳墨》云:"多服升阳之药,遂使阳旺而阴衰,火胜而水涸,相火无制,使强中不得收。"《本草疏注·续例上》云:"阳强不倒,属命门实火,孤阳无阴所致。"《济众新编·前阴》云:"木肾者,阴茎坚硬顽痹不痛,此心火不降,肾水不温。"《医述·疝门》云:"嗜欲内戕,肾家虚惫,故阴阳不相接,水火不济而沉寒痼冷之凝滞胀大作痛。"

3. 湿热内蕴,气血阻滞

嗜酒无度,肥甘厚味,酒后行房,忍精贪欲,痰湿内滞,湿郁化热,湿热灼伤筋体,筋脉拘急,茎体强硬肿胀,持久不衰;血受湿热煎熬,久必凝滞为瘀,瘀血痰湿阻滞宗筋经脉,致阴茎胀大强硬,色紫。

4. 家族遗传,素体阴虚兴阳

遗传素质,形体健壮,气血丰盛,性欲亢强;或加服兴阳之品,更易鼓动气血,生火伤阴,阴不制阳,水火不济,色欲所诱,阴茎强硬不衰(见图19-1)。

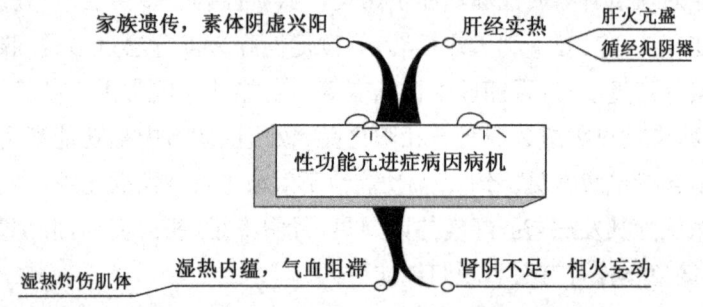

图 19-1 性功能亢进症的病因病机

中医治病,先要辨证

要辨清器质性或功能性、实证或虚证。对器质性病变,如脑垂体、性腺肿瘤等或精神异常患者应治愈原发病。属功能障碍者除药物治疗外,还应结合精神心理调养疏导。辨证论治主要针对功能性患者,常按以下证型论治。

1. 肝经实热(火)证

肝郁不达,郁而化火,肝火亢盛,急躁易怒,头晕目眩,面红目赤,口苦咽干,阴器强硬不衰,性欲亢强,性交持续时间较长;舌质红、苔黄燥,脉弦劲。治以疏肝解郁,清泄肝火;方以龙胆泻肝汤加减(龙胆草10g,柴胡10g,栀子10g,黄芩10g,泽泻10g,车前子1g(包煎),生地15g,当归15g,知母15g,黄柏 15g,杞子 15g,甘草 6g,陈皮 6g)。

2. 阴虚火旺证

恣欲贪色,素服丹石,五心烦热,潮热盗汗,心烦口渴,腰酸膝软,性欲亢强;舌质红、苔薄黄,脉细数。治以滋阴降火;方以大补阴丸、知柏地黄汤化裁(知母 15g,黄柏 15g,龟板 15g(先煎),生地 15g,熟地 15g,山药 15g,茯苓 15g,泽泻 15g,萸肉 10g,丹皮 10g,栀子 10g,百合 10g,甘草 6g)。

3. 湿热阻滞证

醇酒厚味,湿热内蕴,酒后行房,忍精延欢,口苦咽燥,小便短赤,射精不畅,会阴疼痛;舌质红、苔黄腻,脉弦滑。治以清热利湿;方以龙胆泻肝汤合沉香散加减(龙胆草 10g,栀子 10g,黄芩 10g,泽泻 10g,银花 15g,蒲公英 15g,生地 15g,车前子(包煎)15g,当归 15g,苦参 15g,粉萆薢 15g,王不留行 10g,延胡索 10g,赤芍 10g,白芍 10g,茯苓 10g,滑石 10g(包煎),柴胡 10g,甘草 6g,沉香 6g)。

4. 痰湿瘀血证

形体肥胖,醇酒厚味,痰湿内生,阻滞经脉,气血郁滞,阴举不衰,茎色紫暗;苔白腻,脉滑。治以祛湿活血;方以二陈汤合补阳还五汤加减(姜半夏 10g,陈皮 10g,茯苓 10g,桂枝 10g,当归 10g,赤芍 10g,黄芪 10g,红花 10g,丹参 15g,牛膝 15g,甘草 6g)(见图 19-2)。

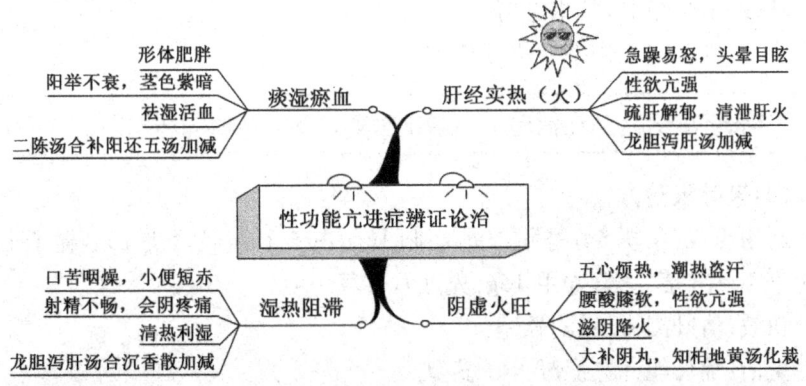

图 19-2　性功能亢进症的辨证论治

性功能亢进症的大医之法

大医之法一：清肝泻火方

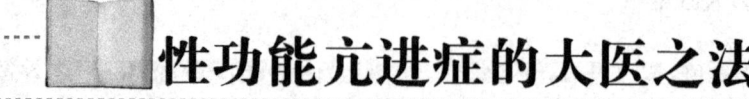

(1)胡丰平验方

药物组成：柴胡、当归各15g，白芍30g，龙胆草、丹皮、桃仁、红花、甘草梢、怀牛膝各10g，黄芩、黄柏、山栀仁、生地黄各20g。

功效：清泄肝火，理气化湿。

主治：性功能亢进症肝火旺盛型。

[胡丰平．性功能亢进症治验1例．实用中医药杂志,2004,20(11):657]

(2)张济验方

药物组成：柴胡、胆草、焦栀、怀牛膝、炙甘草、丹皮各15g，泽泻、白芍、杞果、炒车前子、丹参、黄柏各20g，蜈蚣2条(研冲)，生鳖甲25g(先煎)。

功效：清热凉肝，壮水滋肾。

主治：性功能亢进症肝火旺盛型。

[张济．男科病症治验．新疆中医药,1995,1:64]

(3)来叶根验方

药物组成：柴胡6g，香附10g，当归10g，白芍15g，牡丹皮15g，栀子10g，龙胆草10g，大黄10g，鳖甲15g(先煎)，甘草10g。

功效：清肝泻火，滋阴软坚。

主治：性功能亢进症肝火旺盛型。

[来叶根,等．阳强的治疗体会．中医杂志,2001,42(6):340～341]

(4)陈适忠验方

药物组成：龙胆草 10g，山栀子 10g，黄芩 10g，柴胡 6g，木通 6g，泽泻 10g，车前子 10g(包煎)，生地 15g，制大黄 10g，当归 6g，桃仁 10g，丹参 12g，甘草 3g。

功效：清利肝胆湿热。

主治：性功能亢进症肝火旺盛型。

> [陈适忠. 龙胆泻肝汤男科临床应用举隅. 中华现代中西医杂志，2003,1(5):438~439]

大医有话说

胡丰平认为性功能亢进多因肝经湿热(实火)或阴虚火旺所致，治疗多从清泻肝经湿热(实火)或滋阴降火着手。本例为湿热郁滞，瘀阻茎中。所以遵近代名医史道生之经验，"首须祛逐厥阴湿热之毒，佐以消散阴茎脉络之瘀阻"。方中柴胡疏肝解郁、畅和三焦气机；白芍敛肝、弛缓宗筋之痉挛；龙胆草、黄芩、黄柏、山栀仁清热燥湿，合柴胡入肝经，祛逐厥阴湿热之毒；生地、当归、丹皮、桃仁、红花活血化瘀，合甘草梢、怀牛膝引药下行，消散阴茎血脉之瘀。全方紧扣病机，药证相合，故而获效。而张济认为性功能亢进多因情志不遂，五志化火，相火妄动，宗筋失润，砌阴茎长挺而不收，治宜清热凉肝，壮水滋肾。故用了柴胡、胆草、焦栀、怀牛膝、黄柏、泽泻、车前子入肝经，疏肝解郁，清热燥湿；白芍收敛肝气；怀牛膝引火下行；丹皮、丹参活血化瘀；鳖甲滋阴补肾。而来叶根认为性功能亢进多因情志不遂、肝郁化火、火灼宗筋所致。"伤于热则纵挺不收"，故阴茎久举不衰，治当清肝泻火为急务。以龙胆草苦寒直折本经之火，牡丹皮清热凉血、活血散瘀，栀子清三焦之火而利水道，配大黄清热通腑，引肝火从大小便而出。因本证源于肝郁，故以逍遥散疏肝解郁，养血柔肝。肝火旺盛消烁真阴，则肝阳易亢，故入鳖甲滋阴潜阳，软坚散结。肝苦急，以甘草缓急而止痛。由于药证相符，疗效显著。陈适忠认为，《灵枢·经筋篇》云："足厥阴之筋病，阴器不用。伤于寒则阴缩入，伤于热则挺纵不收。"患者因误服"药酒"，湿热内生，命门火亢，相火妄动而致阳强。胁胀、心烦少眠、目赤、口苦、溲黄、舌苔黄腻、脉弦滑皆系肝胆湿热之候。故以龙胆泻肝汤清肝胆湿热，泻命门相火，加大黄泻热通腑，桃仁、丹参活血通络，方药对症，取效迅捷。

大医之法二：活血化瘀方

搜索

(1)来叶根验方

药物组成：桃仁10g,芒硝10g,大黄15g,甘草10g,炙水蛭粉6g,续断10g,穿山甲10g(研末冲服),杜仲10g。

功效：活血化瘀,益肾通络。

主治：性功能亢进症瘀血阻滞型。

[来叶根,等.阳强的治疗体会.中医杂志,2001,42(6):340～341]

(2)梁显标验方

药物组成：桃仁、红花、枳壳、赤芍药、牛膝、生地黄、牡丹皮、知母、黄柏各12g,生大黄9g(后下),柴胡、甘草各6g。

功效：活血化瘀,疏肝理气。

主治：性功能亢进症瘀血阻滞型。

[梁显标.活血化瘀法男科应用二则.广西中医药,2007,30(5):44]

大医有话说

　　来叶根认为性功能亢进发生的另一个原因是外伤跌仆,肌肤挫伤,脉络破裂,血溢脉外,积蓄成瘀,瘀阻脉遭,宗筋不收则阳强不倒；瘀阻不通则阴部坠痛,皮色青紫。瘀阻气化不行则小便短赤、大便秘结,便秘腑气不通则气滞愈甚而瘀阻更剧,故急用桃仁承气汤苦寒泻下,使瘀热速从大便而出。方中加水蛭破血祛瘀,助桃仁活血化瘀,并用穿山甲宣阳行气,通络散结；然活血破瘀之品必伤正气,故入续断、杜仲补肝肾、荣宗筋,使祛邪而不伤正。本方峻药中病,获速效。而梁显标认为,肝司阴器主疏泄,阳强亦名强中,实则治肝,循为定法。《血证论·脏腑病机论》云："以肝属木,木气冲和调达。不致遏郁,则血脉通畅。"清代医家王清任认为："气通血和,何患不除。"此案虽无明显瘀血外候,但切中病机。方以四逆散调达肝郁治其致病之因；桃仁、红花、牡丹皮、牛膝活血化瘀;生地黄、知母、黄柏清泄相火,生大黄泄火通腑,活血祛瘀。服至阴茎萎软如常后停药,再以知柏地黄汤滋阴降火调治,并注意饮食起居以善其后。

大医之法三:清热化痰方

搜索

房颖验方

药物组成:礞石24g,知母(盐炒)12g,黄柏(盐炒)、生大黄(后下)各9g,泽泻15g。肝火偏旺者加龙胆草6g;肝经湿热下注者配服龙胆泻肝丸(北京同仁堂北京中药二厂生产)每次9g,每日2次;心火亢盛而心烦者加黄连6g、栀子9g,神不守舍而少寐者加茯神24g、朱砂(研末冲服)1g;兼有阴虚症者加天冬15g、玄参15g;阳强不倒或阴茎肿胀热痛者加泽兰12g、穿山甲18g;阳强不倒、交不射精者加王不留行、路路通各30g、石菖蒲15g。水煎,每日1剂,分早、晚2次空腹服。有滴虫性阴道炎者加灭滴灵,每次0.2克,每日3次口服,0.2～0.4g每晚塞入阴道;有霉菌性阴道炎者加制霉菌素50万U,每日3次口服,50万U每晚放入阴道。另配合心理疗法,停服强壮补阳药,指导患者正确对待性爱,清心寡欲,注意加强体育锻炼,把更多的精力用在学习和工作上。

功效:清泻相火,清热化痰,清利湿热。

主治:性功能亢进属相火妄动、痰火内盛、湿热内蕴型。

[房颖,等. 礞石知柏黄泽汤治疗性欲亢进症820例. 实用中医药杂志,2006,22(5):280]

大医有话说

房颖认为现代医学认为性欲亢进症发病的常见原因有垂体前叶促性腺激素或性激素分泌过多,丘脑下部假定的性欲中枢过度活动,部分精神病患者性欲抑制活度失调等。治疗主张用镇静剂及激素疗法,但镇静剂疗效不理想,而激素疗法副作用及不良反应较大。祖国医学认为,心存妄想,君相火旺,相火妄动,痰热内盛,湿热内蕴是本病发生之关键。相火发自命门,游于三焦而寄于肝肾,肾为阴脏,内藏水火,若肾水亏损则阴虚火旺。肝肾同源,肾阴虚可致肝阴亦虚，肾火旺，肝火亦旺，相火妄动，阳亢至极，则性欲亢进。素体阳盛，或过食辛辣膏粱厚味，过服补阳助火之剂，可致痰火内盛，湿热内蕴，亦可出现性欲亢进。治疗当清泻相火，清热化痰，清利湿热。礞石知柏黄泽汤中用礞石甘咸，质重性烈，下行甚速，能镇逆坠痰，泻热涤痰，平肝镇惊，为攻逐老痰、顽痰之要药；知母苦寒，质柔而润，其性沉降，能滋水源、清胃火、泻肾水，为清热泻火之常用品，盐水炒用，是取其入肾之义；黄柏气味俱厚，性主沉降，性禀至阴，味苦性寒，能清郁热、泻湿热、降阴火、坚肾阴，盐水炒用，泻相火之功更著；大黄大苦大寒，气味重浊，直降下行，走而不守，攻下积滞，泻热通便，能清心火、导热下行，泻肝火、凉血清热，通胃腑、泻火解毒；泽泻气味俱薄，甘淡性寒，甘淡渗湿，寒能泻热，能泻相火，保真阴、渗湿热、利小便。诸药合用，共奏清泻相火、清热化痰、清利湿热之功。全方药力峻猛，不必长服，中病即止，无明显不良反应，若因服药造成性欲淡漠者，停药后可逐渐恢复。若因服药过量而致阳痿者，可服《石室秘录》之阳倒不举方。

第20章 对抗性功能减退症，中医名方有一手儿

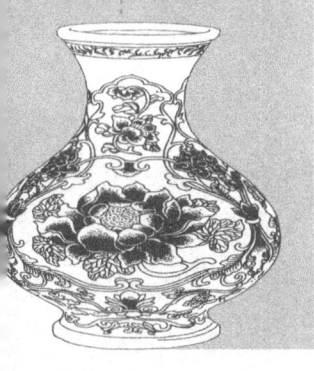

性功能减退又称性淡漠，系指有性欲要求、性行为，但性交后无快感，不能达到情欲高潮，得不到性满足，久而久之，导致性淡漠，甚至厌恶性生活的一种病症，分功能性和器质性。功能性性淡漠常由于性知识缺乏，对性生活认识不足，对整个性过程不了解，恐惧紧张，性交时粗暴，性交疼痛，性生活不和谐等所致；器质性性淡漠则由慢性消耗性全身性疾病、生殖器官疾病、内分泌疾病、产时大出血后以及神经系统疾病等引起。

性淡漠归属中医"阴痿"范畴，其发病常责之于肾虚、脾虚、气血两虚、脾肾两虚、心脾不足、肾虚肝郁、气滞血瘀、痰湿内盛以及痰瘀寒凝等。

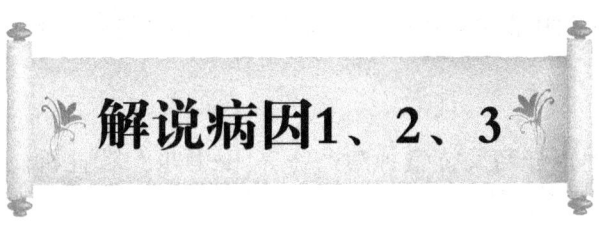

解说病因1、2、3

性功能减退的病因繁多,除精神性(心因性)以外,可概括为下列几方面。

1. 慢性消耗性的全身性疾病

如结核病、中度或重度贫血、慢性肝炎、慢性肾炎、营养不良、慢性支气管病变、心血管病变等。

2. 内分泌疾病

如垂体病,促性腺激素分泌不足,导致性腺功能减退;甲状腺疾病,如甲状腺机能亢进症或减退症,可改变卵巢对促性腺激素的敏感性,使性激素代谢异常,或间接影响下丘脑-垂体促性腺激素的分泌,转而使促卵泡激素及黄体生成素的产生和释放失调,影响卵巢功能;肾上腺皮质疾病,肾上腺皮质为女性雄激素的主要来源,少量雄激素对正常妇女的阴毛、腋毛、肌肉及全身发育是必要的,如肾上腺皮质功能亢进,雄激素分泌过多,或皮质机能减退,全身代谢紊乱,均影响性腺功能,导致性功能障碍;糖尿病,可致性欲减退、女子阴痒、并发霉菌性阴道炎及男子阳痿;高泌乳素血症,泌乳素有阻滞促性腺激素分泌,并参与睾丸类固醇合成调节,多数男性高泌乳素血症患者伴有性机能低下。

3. 性腺及生殖器官疾病

诸如卵巢、睾丸机能减退,雌激素、孕激素和睾丸激素分泌减少;慢性盆腔炎症,子宫、宫旁及附件炎症粘连;睾丸、附睾、前列腺、精囊炎症;子宫内膜异位症、生殖器结核、泌尿道炎症等。

4. 神经系统功能障碍

阴蒂和阴道神经末梢感受器缺陷,有性刺激而无感觉和传导;或由于生殖器—脊髓反射中枢兴奋性减弱,而对外界刺激无反应或反应不全。

5. 药源性

长期服用镇静剂及抗精神病药物等,酗酒也是致性机能低下的原因之一。

中医认为阴痿的发生与肝脾肾关系最为密切,一般分肾虚、脾虚、肝郁、气滞血瘀、痰湿凝滞以及湿热下注等。肾为先天之本,主藏精气,肾气皆肾阳,肾精皆肾阴,两者相互化生和制约,以维持生长发育、生殖机能及正常的脏腑功能。先天不足,禀赋薄弱,肾气不足,发育迟缓,未老早衰,腰痛膝软,闭经不孕,性欲减退;肾阴不足,脏腑失养,头晕目眩,喉痛咽干,心烦不眠,耳鸣健忘,手足心热,阴虚火旺,内伤阴液,冲任受损,月经不调,性欲减退。肾阴肾阳虚衰,均可导致冲任受损,脏腑不和;脾为气血生化之源,功能正常,气顺血和,冲任通盛,体健经调。饮食劳倦,忧思伤脾,化源不足,先天失养,则月经后期,月经量少或闭经,脾虚不运,心阴暗耗,营血不足,血随气陷,崩中漏下。产育过多,产时出血,久病不愈,脾肾两虚,气血失调,冲任失养。肝藏血,肾藏精,精血相生,肝肾同源。肝郁气滞,胸胁胀满,经前乳胀,经行腹痛,久郁化火,肝经郁热,或脾虚湿盛,湿热下注,冲任带脉失调,阴痒带下,性欲减退。可见本病有虚证,或由实致虚、虚实夹杂证(见图20-1)。

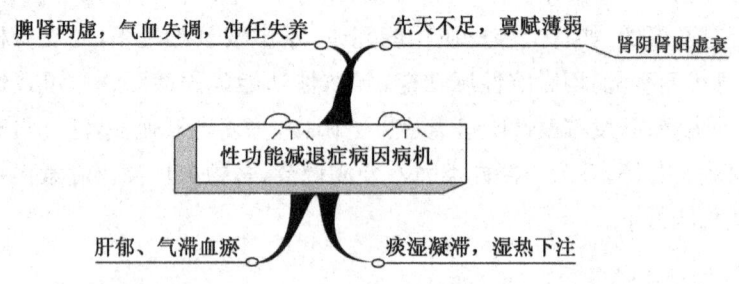

图20-1 性功能减退症的病因病机

中医治病，先要辨证

性功能减退症的治疗,对功能性患者应着重开展咨询,普及性知识,了解性过程,夫妻和睦,相互体贴,熟悉对方特点,常获良好效果;对器质性疾病引起者,应先治愈原发病,然后调理。中医一般对该症按以下证型论治。

1. 肾阳虚衰证

先天不足,禀赋薄弱,久病及肾,面色苍白,精神萎靡,腰膝酸软,畏寒肢冷,子宫偏小,乳房不丰,经期不定、量少色淡,闭经不孕,性欲淡漠,阴部干燥,无性快感;舌淡胖、苔薄白,脉沉细。治以补肾助阳;方以急性二仙兴阳汤或右归饮加减(急性子10g,仙茅10g,仙灵脾10g,巴戟肉10g,山药10g,萸肉10g,熟地10g,杞子10g,茯苓10g,丹皮6g,肉桂6g,附子6g,红参6g(另炖),鹿角胶10g(烊冲))。

2. 肾阴亏虚,筋脉失养证

禀赋不足,素体阴虚,恣情纵欲,房事无度,耗伤肾精,形体瘦弱,颧红唇赤,头晕少寐,健忘耳鸣,潮热盗汗,五心烦热,男子遗精,女子不孕,外阴干燥,性欲减退;舌红少苔,脉细数。治以滋肾填精,养阴泻热;方以左归饮加味(熟地15g,首乌15g,杞子15g,女贞子15g,白芍15g,山药15g,龟板10g(先煎),鳖甲10g(先煎),知母10g,黄柏10g,甘草6g,红参6g(另炖),五味子6g,麦冬15g)。

3. 心脾两虚证

病后失养,久病失血,脾气素虚,化源不足,思虑过度,耗伤心血,心神失守,胞脉失养,气血皆亏,面色萎黄,倦怠乏力,食少便溏,心悸怔忡,失眠多梦,月经不调,性欲淡漠;舌淡苔白,脉细弱。治以补益心脾,补气养血;方以归脾汤(红参6g(另炖),远志6g,木香6g,甘草6g,黄芪15g,白术15g,当归15g,龙眼肉15g,茯苓15g,枣仁15g,红枣15g)。

4. 脾肾两虚证

精神委靡,少气懒言,体倦乏力,食少便溏,面色晦暗,腰膝酸软,形寒肢冷,性欲低下,阳痿不孕;舌淡胖、苔白滑,脉沉缓。治以健脾补肾;方以四君子汤合右归饮加减(黄芪15g,党参15g,白术15g,茯苓15g,熟地15g,杞子15g,山药15g,萸肉10g,附子10g,杜仲10g,仙灵脾6g,甘草6g,肉桂6g(后下))。

5. 肝气郁结证

精神抑郁,胁肋胀痛,胸闷不舒,纳呆嗳气,脘腹胀满,气血不和,冲任不固,血海失守,月经不调,经前乳胀,性欲减退;苔薄白,脉弦涩。治以疏肝理气,佐以活血;方以逍遥散加减(当归15g,白芍15g,白术15g,茯苓15g,黄芪15g,柴胡10g,香附10g,丹参10g,橘叶10g,甘草6g,薄荷6g(后下),丹皮6g)。

6. 痰湿内盛证

膏粱厚味,醇酒肥甘,损伤脾胃,气机不畅,命火受遏,形体丰腴,动则气急,脾失健运,痰湿内盛,性欲减退,胞脉壅塞,女子不孕,男子阳痿;舌胖、苔白腻,脉沉细。治以益气健脾,温肾利湿;方以苓术导痰汤、黄芪防己汤加减(制半夏10g,陈皮10g,茯苓10g,川芎10g,枳壳10g,制南星10g,甘草6g,黄芪15g,防己15g,白术15g,仙灵脾10g,桂枝10g)。

7. 肝经湿热或湿热下注证

肝郁化火,肝火内炽,灼伤阴液,脾虚湿滞,湿郁化热,夹湿下注,阴部瘙痒,带下黄稠,尿后滴白,小便黄赤,尿道灼痛,烦躁易怒,性欲减退;舌质红、苔黄腻,脉濡数。治以清热利湿,养阴润燥;方以龙胆泻肝汤、三妙丹、知柏地黄汤化裁(龙胆草10g,黄芩10g,黄柏10g,知母10g,泽泻10g,柴胡10g,苦参10g,牛膝10g,当归10g,银花15g,白芍15g,土茯苓15g,生地15g,焦山栀10g)。

8. 气滞血瘀证

因外伤、炎症或术后,组织粘连,疼痛;或久感寒湿之气,气血运行受阻,瘀血停聚下焦,冲任失养,月经不调,腰膝酸软,性欲淡漠,舌红黯有瘀点、苔薄白,脉弦涩。治以理气活血,温运散结;方以圣愈汤加味(黄芪15g,党参15g,生地15g,赤芍15g,白芍15g,当归15g,桃仁10g,红花10g,川芎10g,

丹参 10g，川断 10g，苁蓉 10g，杜仲 10g，菟丝子 10g，小茴香 6g）（见图 20-2）。

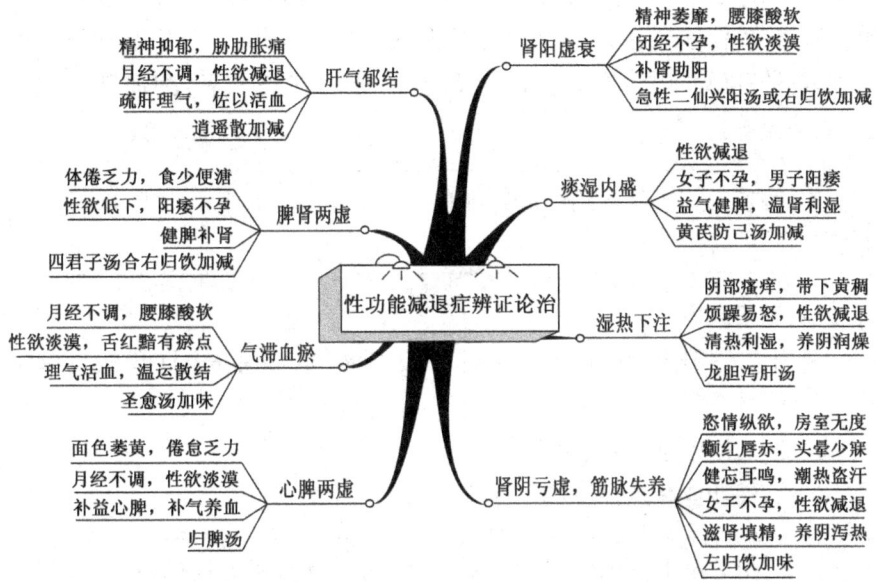

图 20-2 性功能减退症的辨证论治

性功能减退症的大医之法

大医之法一：疏肝解郁方

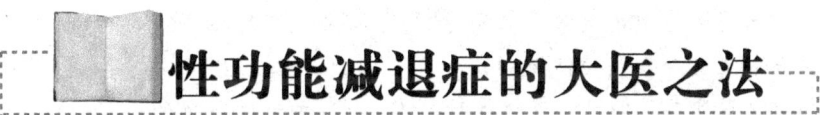

(1) 刘永年验方

药物组成：九香虫 10g，柴胡 6g，郁金 10g，白芍 12g，煅龙骨、牡蛎各 20g（先煎），当归 10g，甘草 3g，茯苓、茯神各 10g，生地黄 15g，炒酸枣仁 12g，首乌藤 12g，合欢皮 12g。

功效：疏肝解郁，益肾安神。

主治:性功能减退症肝肾不调型。

随证加减:若见肝郁化火者,酌加牡丹皮、栀子、绿豆衣等;如兼心神受扰者,可加莲子心、酸枣仁、茯苓、茯神、远志等;若因久病肾气亏虚者,又当补益肾气;若伴前列腺炎、睾丸炎而见湿热之象时,则配清热除湿,可选四妙丸加减;若肝郁寒化而见少腹时痛、肢寒怕冷、小便清长者,酌加乌药、小茴香、吴茱萸等。

[陶寰. 刘永年运用疏肝解郁法治疗阳痿经验. 中医杂志, 2001, 42 (1):18]

(2) 王勇验方

药物组成:升麻9g,柴胡10g,川芎9g,香附9g,桑皮6g,橘叶6g,白蒺藜6g。

功效:疏肝解郁,活血化瘀。

主治:性功能减退症肝郁气滞型。

[王勇. 从肝郁论治中青年阳痿. 北京中医, 2006, 25(2):86~87]

大医有话说

刘永年认为阳痿患者常常有手淫或纵欲过度史,以致性神经长期处于过度兴奋状态而导致功能减退。应用疏肝解郁法治疗阳痿,主要针对功能性病变。常见病人的精神受过各种刺激,如多种原因所致的恐惧心理、因避孕等体外排精造成的性交中断、初次性生活失败的心理压力等。患者临床有或多或少的肝气抑郁证候,加之多数病人用过温肾壮阳之品,肝经气血郁闭愈加不得宣畅,因此治疗的重点应在疏畅肝经气血,使得肝气条达,经络通畅,气血得行,阴阳调和。刘氏自拟九香疏肝汤治疗。方由九香虫、醋柴胡、郁金、龙骨、牡蛎、白芍、当归、甘草8味组成。其中九香虫为虫类之品,具有蠕动之性,温而微成,气味清香,善入肝肾之经,功善理气化滞、温中助阳,其性走窜,疏通力强,对脏腑经络内外、气血凝结之处皆能开之,为主药;辅以醋柴胡、郁金、当归、白芍,疏肝解郁,调畅肝经气血,兼能补肝柔肝,滋养宗筋;佐以龙骨、牡蛎,重镇安神,补阴收涩,兼治失眠遗精、自汗盗汗等;使以甘草,调和诸药,更与白芍配伍酸甘化阴,柔肝和中。全方共奏疏肝解郁、畅达肝经气血之功。王勇认为肝失疏泄是ED的主要病机,而导致肝失疏泄的原因有六淫侵袭,情志刺激,以及宿食、瘀血、痰饮等,这些致病因素作用于肝,引起肝的气机阻滞,失其调畅通达之性,导致"肝气弱"而达不到"肝气至",产生性功能减退,其中情志不遂是导致肝郁的主因。情志不遂,郁怒伤肝,或"思想无穷,所愿不得",则气机郁结,肝失条达,疏泄不及,血行紊乱,经络失畅,导致气血不荣阴茎而最终导致性功能减退的发生。同时从发病学理论上看,肝郁既是性功能减退的发病原因,又是性功能减退病后病理变化的结果,临床常见性功能减退患者的郁证表现,如精神颓废、自信心不足等。因此,可以把临床上性功能减退患者的病因病机总结为"因郁致痿,因痿致郁",二者相互影响,形成恶性循环,使病机越趋复杂,治疗更困难。方中采用疏肝理气活血的药物,全方共奏疏肝解郁、畅达肝经气血之功。

大医之法二:补肾填精方

搜索

(1) 段雪光验方

药物组成:黄芪20g,当归15g,熟地10g,何首乌10g,五味子10g,菟丝子15g,覆盆子10g,肉苁蓉20g,仙灵脾10g,川牛膝15g,蜈蚣2条。

功效:益气养血,补肾填精。

主治:性功能减退症肾精不足型。

[段雪光. 自拟强精汤治疗阳痿36例临床观察. 实用中医内科杂志,2008,22(6):92]

(2) 杨宝贵验方

药物组成:熟地30g,何首乌40g,枸杞子20g,山药15g,阳起石(包煎)30g,淫羊藿10g,麻黄1g,黄狗肾粉1g。

功效:滋补肾阴。

主治:性功能减退症肾阴不足型。

[杨宝贵. 滋阴起痿汤治疗阳痿50例临床报告. 中国中医基础医学杂志,2007,13(12):33~34]

大医有话说

段雪光认为本病多由先天禀赋不足,命门火衰;或房事过度,伤及肾气所致。治宜益气养血、补肾填精为法。方中黄芪、当归配伍为君药,其为当归补血汤,中医有"精血同源"之说,故补精离不开补血。中医认为,精是由血化生而成,也就是说血为精之源,血旺则精足,补血为治疗此病的根本。熟地黄养血滋阴、补精益髓,首乌补益精血,二药共助补血之功,为精的生成奠定基础;菟丝子、覆盆子、五味子补肾固精,直接补充肾精,肾精不足多为肾气不固,所以加用补肾固精的覆盆子和五味子;仙灵脾、肉苁蓉补肾助阳,温阳化气,使阴津蒸腾气化,使气血津液布散周身,则气旺神足,阴阳协调;牛膝引血下行,改善供血,既防止仙灵脾、肉苁蓉之燥热炎上,又可引热下行直达病所;蜈蚣兴阳通络效佳,治痿必用。诸药合用,标本兼顾,必能精旺神足,阳器以用事。古有阳痿"火衰者十居七八",杨宝贵认为临床观察阳痿患者阴虚者十居七八,与古代医家的观点相背离,尤其是中青年患者,每因相火自旺,或欲火萌生、遗精、房事不节而致阴精亏损,阴不济阳,阳无所依,宗筋失养,从而使阴茎不能挺举,或举而不坚,或早泄,不能进行正常性生活。通过滋阴填精、补肾充髓法治疗,使阴精充足,能与阳相济,阳得阴助,宗筋受润则功能无穷。方剂中选用大剂量熟地、枸杞子、何首乌、山药、黄狗肾以补亏损之真阴,配伍少量淫羊藿、阳起石,意在阳中求阴,使生化源泉不竭。全方大补真阴,对肾阴虚、精亏所致阳痿尤为适宜。临床观察阳痿患者,年龄较小,病程较短,疗效明显,起效较快;年龄偏大,病程较长,起效较慢,疗效较差。阳痿患者普遍认为"西药治标,中药治本",其实并非如此,关键在于阳痿是属于哪类。临床证实,对于功能性阳痿,不论是中药还是西药,只要患者能正确对待,通过服用药物调理,加之精神或心理疗法,绝大多数患者会恢复自然勃起功能。如果是器质性阳痿,无论中药还是西药,完全治愈的可能较小。临床观察,有部分阳痿患者由于种种原因,选择不过性生活,或错误地认为禁欲有利于阳痿恢复,这种现象值得注意。其实功能性阳痿是可以治愈的,调整心态很重要,选择"性待业"是错误的认识。至于禁欲有利于健康则是无稽之谈,阳痿并非皆由房事过度而成,根本没有必要放弃性生活。

大医之法三:活血化瘀方

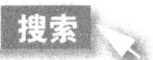

(1)王新明验方

药物组成:当归15g,丹参10g,川芎10g,怀牛膝12g,红花6g,水蛭3g,虻虫3g,益母草20g,黄精10g,酸枣仁12g,柴胡10g,香附6g。

功效:理气活血化瘀。

主治:性功能减退症气滞血瘀型。

[王新明.自拟祛瘀治痿方治疗阳痿52例疗效观察.中医药导报,2009,15(4):40～41]

(2)梁开发验方

药物组成:枸杞子、菟丝子、蛇床子、何首乌、熟地黄各15g,五味子、淫羊藿、牛膝各10g,丹参24g。

功效:活血化瘀,益肾壮阳。

主治:糖尿病性阳痿。

[梁开发.益肾活血起痿法综合治疗糖尿病性阳痿31例.四川中医,2001,19(3):35～36]

大医有话说

王新明认为,阳痿一证虽起因复杂,但病机多因血瘀气滞,血流不至阴部,宗筋失养而弛纵,以致阴茎不能勃起。虚证因肾精亏损,气血不足,血脉运行无力而瘀滞不行;实证因肝气郁结,痰湿凝聚而阻碍气血运行,久则成瘀。故治疗阳痿的根本法则是祛瘀活血,使瘀滞得通,宗筋得养,则阴茎勃起有力。现代医学也认为,阴茎勃起乃充血所致。阳痿是因供血动脉、特别是腹股沟区动脉被动脉粥样硬化斑块阻塞,血液流入阴部受阻而致。治疗应以改善血液循环,提高阴茎海绵体供血为主。祛瘀治痿方以川芎、丹参、牛膝、红花、水蛭、虻虫、当归、益母草等祛瘀活血药为主,意在逐瘀活血,疏通血脉;更兼牛膝、益母草引血下行,使血流直达阴部;当归、黄精、酸枣仁益血养精而定心志;香附、柴胡理气而疏肝解郁。诸药合用,具祛瘀活血、益精补肾之功,使宗筋得养而阴茎自举。对阳痿的治疗应治病与治"心"相结合,大凡患此病者都有心烦易躁、对房事信心不足的心理障碍。因此,除使用药物治疗外,还要对患者及其妻子进行科学教育和心理疏导,帮助他们消除心理障碍,克服环境和情绪的不良影响,鼓励他们树立战胜疾病的信心,这样才能收到预期的效果。梁开发认为近90%的糖尿病患者有不同程度的性功能障碍。糖尿病性阳痿则是男性糖尿病患者伴发的较常见的性功能障碍之一。其发病原因现代医学至今尚未完全明确,一般认为主要是自主神经病变所致。自主神经病变可能引起血管舒缩功能障碍,血管病变使阴茎内动脉阻塞,这些可能是引起男性糖尿病患者发生阳痿的主要原因。中医学认为,阴茎的勃起必赖精、血、气、神俱至,任何一方面有损,皆可导致阳痿的发生。糖尿病属中医消渴病范畴,其病程冗长,常难速愈,故精、血、气、神自当受到不同程度的影响,而可能导致阳痿的发生。中医学有久病多虚、久病多瘀、穷必及肾之说,结合临床见证,笔者认为,肾虚血瘀尤是糖尿病性阳痿最主要的病机,故拟就益肾活血方药为主综合治之。方中以枸杞子、蛇床子、菟丝子、淫羊藿补肾助阳,五味子、牛膝、熟地黄、何首乌、丹参滋肾活血,共奏益肾活血起痿之效,以治其根本。由于血管病变和自主神经病变引起阴茎勃起受到影响,通过会阴锻炼法,有利于改变会阴部组织的血流和阴茎的充血反应及控制阴茎勃起的受损的骶副交感神经(2、3、4骶节)的功能修复。糖尿病性阳痿虽属于现代医学器质性阳痿范畴,但从多年的临床上笔者观察到,亦有不少糖尿病性阳痿的发生与精神心理因素密切相关。故治疗该病时亦必须从中医整体观着手,不可忽视精神心理治疗。通过方药和辅以会阴锻炼法及心理疏导等综合治疗,使精、血、气、神俱至,阴茎自能勃起,性功能自然恢复正常。

第21章 名医一出招，黄褐斑就变淡了

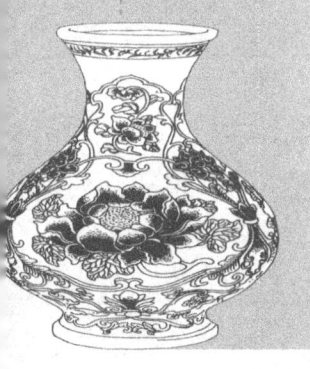

黄褐斑是发生于面部的一种色素沉着性皮肤病，也称肝斑。基本特征是在面颊、额、鼻、口周发生浅褐色、黄褐色甚至黑褐色斑，不隆起，无自觉不适。斑的边界清楚，大小不一，初起为点状、小片状，以后扩大、融合成形状不规整的斑片。两侧者呈蝶形，故又称"蝴蝶斑"。"蝴蝶"的身子在鼻部，翅膀在双颧部。褐斑病情的轻重主要看颜色深浅和分布范围。较重的褐斑，老远就能见着。眼周褐斑像眼镜框，口部褐斑像长了胡子。褐斑只限于面部，它和雀斑不同，雀斑颜色浅些，始终是点状，但日晒后均加重。黄褐斑诱发因素分内、外因。外因主要是日光暴晒；内因与妇女妊娠、月经失调、盆腔疾病、内服避孕药等有关，某些消耗性疾病（如结核、癌瘤、慢性酒精中毒等）。

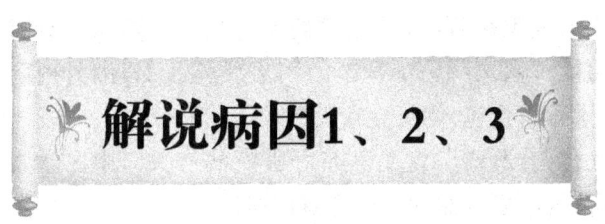

解说病因1、2、3

黄褐斑是一种严重影响美容的皮肤病，多发于中青年女性面部，其发病原因目前尚不清楚。据医学专家分析，可能与下列因素有关。

1. 内分泌紊乱

如妊娠期或口服避孕药及肾上腺机能减退时，雌激素的增加会刺激色素代谢加快，形成黄褐斑。

2. 神经调节因素

因为黄褐斑多发生于孕妇、青春期及绝经前期妇女，所以分析其发生原因与内分泌失调有关。月经不调、痛经、一些慢性子宫及卵巢方面的疾病等均可伴有内分泌失调。另外可能与长期口服避孕药有关。

3. 遗传因素

黄褐斑患者多有家族发病史。

4. 紫外线照射

高原及热带地区，由于光照充足，紫外线强，黄褐斑的发生比较严重。黄褐斑发病夏季明显高于冬季。日晒后黄褐斑颜色变深，因此提示阳光紫外线是促发及加重黄褐斑的因素之一。

5. 慢性疾病

慢性肝炎、肝硬化及一些消耗性疾病如肾盂肾炎、尿毒症、癌症等可出现黄褐斑。身体由于各种原因造成的维生素 A、维生素 C、维生素 E、叶酸等缺乏也可引起轻度黄褐斑。

6. 其他

长期服用苯妥英钠者,可引起黄褐斑。精神受刺激、长期情绪低落、睡眠不足等均可使黄褐斑颜色加深。滥用劣质化妆品,因其内含有大量对皮肤有害的铅、汞等重金属,均可导致黄褐斑。

黄褐斑又称为"肝斑",说明其与肝脏疾病有关。中医学将黄褐斑与肝脏紧密联系,认为肝郁气滞的人易得黄褐斑。

中医学认为,平素气急易怒、抑郁多虑的人,由于情志不调,导致气机不畅,肝气郁结,而成肝郁气滞的证候。肝气横逆犯脾,脾气运化失常,气血生化乏源,血不能荣养肌肤,日久则面部皮肤出现淡褐斑片;气为血之帅,若气滞则血液运行无力,瘀滞脉内,阻塞经络,面部皮肤得不到五谷精微及气血的濡润,则枯槁成斑。且常伴有两胁胀满不舒,月经不调,经前腹痛,乳房胀满,舌红苔白,脉象偏弦等症(见图 21-1)。

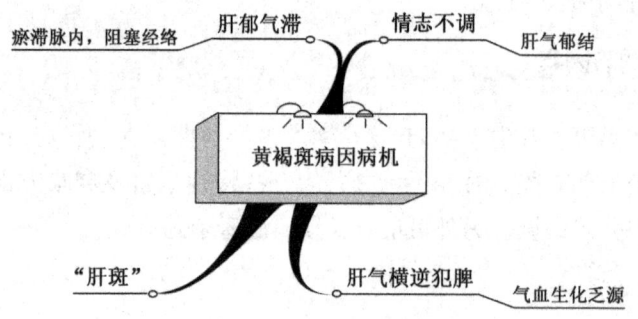

图 21-1 黄褐斑的病因病机

因此,患有黄褐斑的人切记调畅情志,既不要动辄发怒,亦不能抑郁不欢。适当参加各项社会活动,使自己心情开朗;增加文化修养,陶冶情操,做到宁心静气,处事不惊,大度宽容,黄褐斑也许会悄悄从脸上消失。

中医治病,先要辨证

1. 肝郁气滞证

斑色呈浅褐色至棕褐色,境界明显或模糊不清,伴性情急躁,胸胁胀痛,经前乳房胀痛,舌淡红或暗红,苔薄白,脉弦。治以疏肝理气,祛瘀退斑;方以逍遥散加减(柴胡 10g,青、陈皮各 10g,赤、白芍各 15g,当归 12g,白术 10g,茯苓 12g,红花 6g,凌霄花 10g,白附子 10g);胸胁、乳房胀痛明显者加郁金 10g,延胡索 12g;面部色素较深者加白僵蚕 10g,白菊花 10g,六月雪 12g。

2. 肝肾阴虚证

病程较长,面色灰暗,斑色呈棕褐色,伴头眩耳鸣,腰酸腿软,五心烦热,舌红,少苔,脉沉细。治以滋补肝肾,祛瘀退斑;方以六味地黄丸加减(熟地 15g,淮山药 20g,白茯苓 15g,山茱萸 10g,泽泻 10g,丹皮 15g,菟丝子 15g,红花 6g,凌霄花 10g,白芍 15g,白僵蚕 10g)。阴虚火旺明显者宜滋阴降火,方用知柏地黄丸加减。

3. 瘀血内阻证

斑色呈棕褐色,边界清楚,伴经期腹痛,月经色暗,夹有瘀斑,舌质紫暗或舌有瘀点、瘀斑,脉弦或弦涩。治以行气活血,祛瘀退斑;方以桃红四物汤加减(桃仁 10g,红花 6g,当归 15g,川芎 10g,赤、白芍各 15g,生地黄 15g,凌霄花 15g,玫瑰花 3 朵,鸡血藤 20g,白僵蚕 10g,白芷 10g)。

4. 脾虚气弱证

面色萎黄少华,斑色淡褐,伴头晕乏力,神疲纳少,带下清稀,月经量多,舌质淡,脉细弱。治以健脾益气,祛瘀退斑;方以补中益气汤加减(炙黄芪 20g,白术 10g,党参 10g,升麻 6g,怀山药 20g,白茯苓 12g,凌霄花 10g,砂仁 6g,冬瓜仁 15g,白扁豆 10g,炙甘草 6g,红花 3g,白附子 10g)。兼血虚者加制首乌 20g,阿胶 10g(见图 21-2)。

以上各型均每日 1 剂,分 2 次服,20 天为 1 疗程。

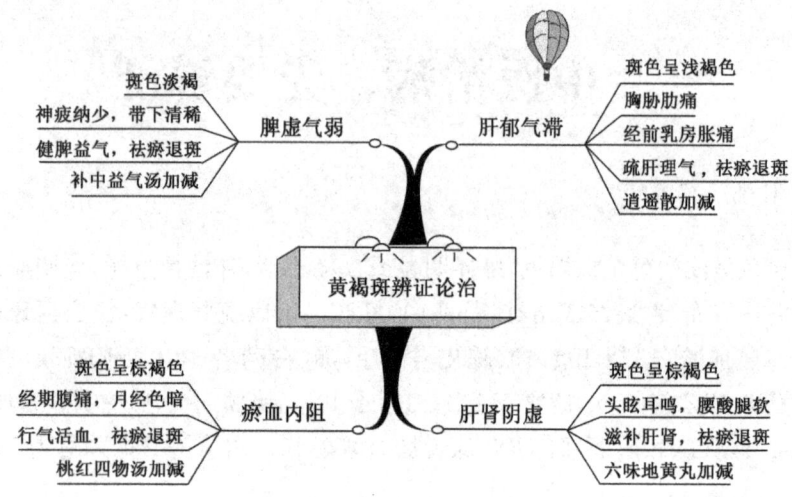

图 21-2　黄褐斑的辨证论治

黄褐斑的大医之法

大医之法一：疏肝解郁方

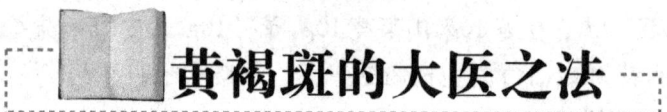

(1) 李彦恒验方

药物组成：柴胡 15g，香附 10g，益母草 20g，当归 20g，赤芍 15g，牡丹皮 10g，黄芩 10g，白附子 15g，白芍 15g，苦杏仁 15g，白芷 15g，灵芝 15g，木瓜 15g，白僵蚕 15g，茯苓 15g，苦参 20g。

功效：疏肝解郁，理气化湿。

主治：黄褐斑肝郁气滞型。

［李彦恒．消斑汤治疗黄褐斑 168 例．中国中医药现代远程教育，2009,7(2)］

(2)蓝胡慧验方

药物组成:益母草30g,当归12g,红花9g,柴胡9g,薄荷10g(后下),黄芩10g,栀子9g,白芍药12g,丹参20g,陈皮10g,甘草10g,香附9g,川芎9g。

功效:柔肝理气,疏肝解郁。

主治:黄褐斑肝郁血滞型。

[蓝胡慧,等.活血化瘀法治疗黄褐斑的体会.河北中医,2006,28(10):753～754]

大医有话说

李彦恒认为黄褐斑是一种面部黑色素沉着性疾病,俗称妊娠斑或蝴蝶斑。多因妊娠、月经不调、口服避孕药等引起内分泌失调而导致皮下黑色素生成过多而致。此外,有些慢性消耗性疾病(如结核、肝炎)、日晒、化妆品过敏等亦可诱发黑色素增生而致此病。中医认为本病多由肝郁气滞、脾湿肾虚所致。方中柴胡、香附疏肝理气;益母草、当归活血养血调经,气机调和、血液畅通,内分泌失调得以纠正;苦参、黄芩、丹皮清热凉血,能够抗过敏、抗紫外线、抗变态反应,从而拮抗黑色素的生成与沉积;白芷燥湿养颜,茯苓补肾润肤,木瓜、灵芝、白僵蚕、苦杏仁、白附子祛斑、美白、抗皮肤衰老。诸药合用,内服外涂,共奏调节人体内分泌失调、祛斑、美白、护肤之效。蓝胡慧认为气血匮乏、瘀血阻滞是黄褐斑的一个基本病理特点,面部黧黑是血瘀证的指征之一。而黄褐斑的患者硫氢基(SH)水平升高,活血化瘀的中药有改善体内环境,降低血液黏度,促进血液循环等功效,SH下降,有改善内分泌紊乱的作用。所以,在治疗上采用益母草活血调经,祛瘀生新,现代药理研究证明,益母草能改善子宫、卵巢血液循环,调节性激素、促性激素的分泌水平;当归、白芍药柔肝养血;红花、川芎、丹参活血化瘀;柴胡、香附、薄荷疏肝理气;黄芩、栀子清热;陈皮、甘草益气健脾。据报道,当归、川芎、柴胡等有抑制酪氨酸酶的作用,其中当归、川芎作用显著,从而减少皮肤黑色素沉着。

大医之法二:活血化瘀方

搜索

(1)王秀荣验方

药物组成:白僵蚕、白菊花、白术、白芍、柴胡、蝉蜕、丝瓜络、薄荷(后下)各10g,白茯苓、当归各15g,益母草、丹参各20g,珍珠母30g,玫瑰花3朵。

功效:活血化瘀,清热消斑。

主治:黄褐斑瘀血阻滞型。

[王秀荣,等.五白疏郁消斑汤治疗黄褐斑40例.四川中医,2000,18(3):45～46]

(2)武子华验方

药物组成:桃仁、红花、当归、川芎各10～15g,生地、赤芍、枳壳、柴胡、桔梗、牛膝各10g,生甘草3～6g。

功效:活血化瘀,去瘀生新。

主治:黄褐斑。

随证加减:若兼有气血亏虚、肌肤失濡者,加炙黄芪、党参、熟地、白芍、茯苓;兼有肝肾阴虚者,加女贞子、枸杞子、山萸肉;兼有湿热痰阻者,加半夏、黄芩、川贝、桑白皮;兼有脾肾阳虚、经络失煦者,加制附片、肉桂、桂枝、细辛。患者若在月经期间,可根据月经的状况,适当地减掉或减轻某些活血化瘀药。

[武子华.血府逐瘀汤加减治疗黄褐斑57例.四川中医,2003,21(12):78]

(3)张伟验方

药物组成:当归30g,川芎9g,杭白菊、玉竹、生地各12g,桃仁、红花、白芷、甘草各9g,白术、茯苓各15g,炒薏米30g,蜈蚣粉3g(分2次冲服)。

功效:养血活血化瘀。

主治:黄褐斑血瘀血亏型。

随证加减:肝郁气滞者加柴胡;血热者加丹皮、炒栀子;气虚加黄芪、党参;血虚加阿胶、丹参、鸡血藤;湿滞加苍术、猪苓、泽泻;肾阳虚者加附子、肉桂；肾阴虚者加天花粉、石斛、寸冬、女贞子、旱莲草。

[张伟,等.桃红四物汤加味治疗黄褐斑72例.四川中医,2003,21(2):58～59]

大医有话说

王秀荣等认为黄褐斑发生的原因,与内分泌功能失调有关。多数患者在妊娠后发病,或伴有月经不调、附件炎、慢性盆腔炎等妇科疾患,或长期滥用抗生素、口服避孕药、酗酒等,也可继发于某些慢性肝病、顽固性神经衰弱、慢性肠炎、青春期精神刺激造成的精神抑郁症等疾病。过度的紫外线照射,盲目地乱用化妆品,也可以引起本病。中医认为本病是由于肝郁脾虚,郁久化热,脾虚生湿,湿热郁蒸,或感受风热之邪,络脉受阻,气血瘀滞于颜面,使面部的气血失和而发病。因而治疗应以疏肝解郁、健脾祛湿、清热消斑为法。方中柴胡、薄荷、玫瑰花疏肝清热解郁,白术、白茯苓健脾祛湿,白菊花、白僵蚕、珍珠母清肝经郁热祛风,蝉蜕、益母草、丹参、丝瓜络活血通络,清热消斑,当归、白芍养血和血。近年来药理研究发现,丹参、当归、益母草、白术、蝉蜕、菊花含有维生素A、维生素E,能扩张外周血管,增加面部血流量,改善面部营养,从而达到祛斑的作用。本方使用内服及外用相结合的方法,经济实惠,简单方便,无痛苦,而且祛斑作用好,患者易于接受。武子华认为黄褐斑属于祖国医学"黧黑斑"、"肝斑"等范畴,临床病机复杂,大多从益肾养精、疏肝解郁、养血益气等方法进行治疗。正如《外科正宗》所述："黧黑斑者,水亏不能制火,血弱不能华面,以致火燥结成黑斑,色枯不深。"再如《医宗金鉴》指出："黧黑皮干䵟,原于忧思抑郁成。"但气不足不能行血,血不足不能载气,气血匮乏以致经脉不得充盈,肌肤失于充养;或肝郁气滞,瘀血滞留;或肾虚失充,精血匮乏,皮肤失于滋润濡养而渐成锈斑。因此,在治疗上选血府逐瘀汤取活血化瘀为重,意在通行脉络,荡涤瘀滞,使气血津液可直达病所,滋养皮肤。再加上辨证施治益气养血,或理气化郁,或益肾填精、温阳散寒等,可明显提高疗效,化解顽疾。张伟认为黄褐斑是以面部出现或浅或深的褐斑为其主要病症,其病机多与肝、脾、肾等脏器机能失调有关。祖国医学称为"黧黑斑","面尘"。由于肝气郁结,或寒入经脉,或阳气不足,使血液运行缓慢,或经络阻隔,使血液滞而不行,可致皮肤甲错,或色素异常。桃红四物汤中的当归、川芎、桃仁、红花活血化瘀、通经活络;白菊柔肝养血、疏肝解郁；茯苓、白术、炒薏米健脾除湿；白芷治面部游风祛斑疵；玉竹润五脏悦颜色；生地凉血生新血；甘草调和诸药；再加以蜈蚣，更使气血运行通畅，面部气血充沛和调，自然光滑有泽，褐斑消退，这也即是桃红四物汤治疗此病的本意。

大医之法三：补肾滋阴方

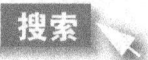

(1)侯武堂验方

药物组成：黄芪30g,当归、川芎、芍药（养血用白芍，化瘀用赤芍）、桃仁、红花各12g,地黄（血热用生地，虚寒用熟地）、山萸肉、肉苁蓉各15g,菟丝子20g,僵蚕10g。

功效：补肾滋阴，活血化瘀。

主治：黄褐斑肾虚血瘀型。

临证加减：肝郁化热加柴胡、郁金、香附各12g;肝肾亏损加桑寄生、巴戟天各12g;气血两虚加龙眼肉12g,白术10g,茯神15g;瘀血阻络加穿山甲、地龙各10g;冲任失调加杜仲、鹿角胶各12g,龟板10g;痰浊内停加乌药、沉香、槟榔各12g,大黄3g。

[侯武堂,等.补肾脱色汤治疗黄褐斑80例.陕西中医,2005,26(11):1190～1191]

(2)唐冬菊验方

药物组成：熟地黄15g,制何首乌20g,黄精20g,女贞子12g,白芍20g,知母10g,黄柏10g,牡丹皮10g,当归10g,茯苓30g,白术15g。

功效：滋补肾阴，疏肝解郁。

主治：黄褐斑肾虚肝郁型。

[唐冬菊,等.补肾疏肝法治疗黄褐斑体会.云南中医中药杂志,2010,31(1):38]

大医有话说

侯武堂认为黄褐斑中医又称"面尘"、"肝斑"、"黧黑斑",因色素斑沉着于双颊好似蝴蝶,故民间俗称"蝴蝶斑"。《医宗金鉴》则云:"有水亏火滞而生雀斑者,宜服六味地黄丸。"故本病的证属"肾虚、血滞"。由于风邪客于皮肤,痰饮渍于脏腑;或由于脏腑经络气血不调,血虚不容于面,肾水不足,水亏水滞而生;或由七情内伤,肝郁气滞,肝脾不和,月经不调或火郁孙络之血分,风邪外搏而发病。运用自拟补肾脱色汤,方中黄芪、当归补心脾之气,养心脾之血,使得气血得充;生地、山萸肉、肉苁蓉、菟丝子补益肝肾;据"久病入络"、"治斑不离血","久病必瘀,内存瘀则外有斑"之意,搜通经络法,用桃仁、红花、僵蚕活血化瘀通络。诸药配合,血运良好,气血调和,上荣于面,而可消斑。治疗上应针对其病因病机,以补肾调理气机、舒肝健脾和血给予治疗,补肾脱色汤就是以祖国医学的理论为依据,在治疗上给予补肾调和气血而在临床运用收效显著。唐冬菊认为,本病主要病机为肝肾不足,气滞血瘀。《医宗金鉴·外科心法要诀》曰"忧思抑郁,血弱不华","肝主疏泄,喜条达而恶抑郁",肝郁气滞,郁而化火,火性炎上,上冲于面,"气为血之帅、血为气之母",肝气郁结,气滞则血瘀,气血不行,瘀滞于面,肝郁日久,耗伤阴血,血海空虚,无法上荣于面。"精血同源","肾藏精",肝血不足,导致肾精亏虚,"肾为先天之本,藏阴阳",久则导致阴阳俱损。据中医五脏配五色,青色属肝,黑色属肾,肝肾失调,则青黑交错,脏腑本色显露于面,表现为面部淡褐色或深褐色的斑片。现代医学研究表明,人的情绪与中医的"肝主疏泄、条畅气机"密切相关。综上所述,针对该病病机,提出补肾疏肝法是治疗黄褐斑重要大法之一,方中所采用药物具"行气疏肝柔肝、益精填髓、气血阴阳双补、补而不滞"之功效,故疗效佳。